걸음아
날 살려라

운명을 바꾸는 걸음걸이 - 장·생·보·법

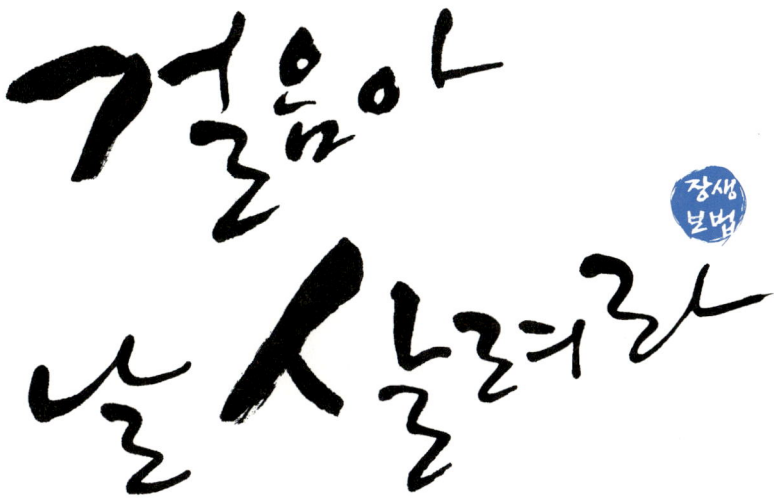

일지 이승헌 지음

한문화

여는 말

왜 장생보법인가

장.생.보.법. 여러분은 장생보법이라는 말을 들으면 무엇이 연상되는가? 왠지 모르게 오래되고 낡은 인상이 떠오를지도 모르겠다. 실제로 내가 한국에 와서 처음으로 장생보법 강연회를 한다니까 몇몇 사람들은 "나이 드신 분들을 위한 장수 걸음인가요?"라고 물었다.

하지만, 내가 말하는 장생은 단순히 장수를 목적으로 하는 것은 아니다. 하루를 살더라도 자신의 꿈을 실현하면서 건강하고 행복하게 자신이 가진 모든 에너지를 멋지게 태우고 가는 삶이 최고의 삶이다. 그렇게 꿈을 향해 가는 걸음에 기운을 실어주기 위해 고안된 것이 장생보법이다.

나이가 들어도 꿈이 있는 사람은 젊다. 나이가 젊어도 꿈이 없는 사람은 늙은이다. 그런 의미에서 장생보법은 젊은 사람을 만드는 걸음걸이다.

내가 장생보법을 개발하게 된 계기가 있다. 나는 지난해 낙마 사고로 허리를 크게 다쳤다. 미국 아리조나 세도나에서 카우보이처럼 말을 타고 산을 오르다가, 말이 갑자기 멈춰서는 바람에 일어난 사고였다. 위험천만한 사고였지만 그 일이 전화위복이 되어 장생보법을 개발하게 되었고 덕분에 지금은 사고 당시보다 10년은 더 젊어진 기분이 든다.

사실 사고가 나기 전까지는 내 몸에 신경 쓸 일이 별로 없었다. 다른 사람들이 아프다고 하면, '왜 아플까?' 하고 생각할 정도로 나는 건강했다.

낙마로 움직일 수가 없게 되자 의사가 왕진을 왔다. 숨을 힘겹게 몰아쉬는 나를 이리저리 살펴보더니, 이만한 게 다행이라며 한 달간 꼼짝 말고 누워 있으라는 처방을 내렸다. 그런데 나는 체질적으로 가만히 있으면 병이 나는 사람이다. 그래서 의사가 나가자마자 몸을 움직여볼 궁리를 했다. 그렇게 해서 장생보법이 시작되었다.

어린 시절부터 나는 가만히 앉아 있지를 못했다. 집중력 장애로 학교 성적은 늘 바닥을 맴돌았는데 유일하게 내가 집중할 수 있었던 것이 운동이었다. 내 존재를 시름시름 갉아먹는 이상한 환상들, 특히 '나는 누구인가'에 대한 강박적인 물음에서 벗어나기 위해 중학교 때부터 태권도, 합기도, 태극권, 유도 등 안 해본 운동이 없었다. 공부에는 도무지 집중을 못했지만 운동할 때만큼은 무서울 정도로 집중력을 발휘해 도장의 모든 수련생이 나와 대련을 피할 정도였다.

  그때 익힌 운동감각 덕분에 그동안 말에서 수없이 떨어졌지만 한 번도 다친 적이 없었다. 정말 운이 좋았던 것이다. 이번에도 말에서 떨어질 때 머리를 다치지 않기 위해 허공에서 몸을 회전하는 낙법을 취했다. 의도대로 엉덩이가 먼저 떨어졌지만 공중에 워낙 높이 솟았다가 바닥에 내동댕이쳐진 상태라 자칫하면 황천길을 갈 뻔했다.

  의사는 절대안정을 취하라고 했지만 나는 내 상태를 직접 확인해보고 싶었다. 그래도 명색이 기$_氣$ 수련 전문가가 아닌가. 뼈가 얼마나 부러졌는지, 발가락과 무릎은 움직일 수 있는지, 무엇보다 걸을 수 있는지가 너무 궁금했다.

  그러나 마음과 달리 누워서 내가 해볼 수 있는 것이라고는 호흡과 진동 수련이 전부였다. 나는 기분이 가라앉지 않도록 신나는 음악을 틀어놓고 아주 살살 좌우로 진동을 해보았다. 조금씩 움직일 때마다

'우두둑' 하고 뼈 맞춰지는 소리가 났다. 잘하면 일어설 수 있겠다는 생각에 통증을 참으며 진동을 계속했다. 얼마나 아프든지 좌우로 5cm를 움직이는 게 한강을 건너는 것보다 더 힘들게 느껴졌다. "무리하면 안 된다"는 한의사의 경고가 귓전을 맴돌기는 했지만 어쨌든 그렇게 용을 쓴 덕분에 사고를 당한 첫날부터 나는 허리를 똑바로 세우고 걸을 수 있었다.

갑자기 낙마 사고를 당하자 예정해 두었던 강연회 일정이 가장 큰 고민거리로 떠올랐다. 미국 전역에서 회원들이 오기로 되어 있는데 차마 미룬다는 이야기는 할 수 없었다. 그렇다고 이 몸을 하고서 강행을 하겠다는 것도 어불성설이었다. 일단 강연 일정은 그대로 둔 채로 나는 내 몸을 다스리는 것에 집중하기 시작했다. 정말 오랜만에 나한테 집중한 시간이었다. 그렇게 온전히 몸에만 집중하던 어느 날, 나는 내 걸음걸이가 변했다는 사실을 알게 되었다. 젊은 시절의 박력 있던 걸음이 아니었다. 언제부턴가 나는 허리를 뒤로 젖힌 채 발뒤꿈치로 걷는, 이른바 '회장님 걸음'에 익숙해져 있었던 것이다.

걸음만 변한 게 아니었다. 몸무게가 늘면서 동작도 느려졌다. 예전처럼 민첩하지 않고 굼떠서, 차를 타고 내리는 데 여간 불편한 게 아니었다. "내 몸이 예전 같지 않아" 하고 이야기를 하면 주위에서는 "나이가 들면 다 그렇다"는 반응을 보였다. 그제서야 나도 젊은 시절의 내 몸이 아니라는 것을 인식할 수 있었다.

그러나 다음 순간 '아차, 내가 나이를 인정하고 그것을 받아들이면 진짜 늙을 일밖에 없겠구나' 하는 자각에 정신이 번쩍 들었다. 그리고 모악산 수행을 통해 우주 만물의 실체인 천지기운 천지마음을 온몸으로 느끼며 체득한 활구活句가 생각났다.

'내 몸은 내가 아니라 내 것이다'

이 말은 내가 지난 27년간 수련하는 회원들에게 인이 박이도록 해온 말이다.

나는 내 몸과 좀 더 잘 놀아보기로 생각을 바꾸고 걸음걸이부터 연구해보기로 했다. 아기가 걸음마를 배울 때처럼 한 발짝 한 발짝 조심조심 걸으면서 자세와 각도를 달리했을 때, 몸의 느낌이 어떻게 변하는지 면밀히 관찰했다. 그리고 주변 사람들의 걸음걸이도 관찰했다. 주변 사람들은 모두 나의 임상 실험 대상자였다. 젊은 사람과 나이 든 사람의 걸음걸이가 달랐고 아가씨와 아주머니의 걸음걸이도 달랐다. 이들의 걸음걸이를 조금만 바꿔줘도 체형이 보기 좋게 변했다. 11자로 곧게 걸으면서 발바닥 용천을 지압하듯이 눌러주면 무릎과 고관절, 골반이 교정되면서 체형이 바로잡히는 것이다.

　나는 내가 개발한 걸음걸이에 '장생보법'이라는 이름을 짓고 방 안에서도 걷고, 정원에서도 걷고, 엘리베이터 대신 계단을 이용하면서도 걸었다. 걸을 일을 계속 만들면서 열심히 걷다 보니, 걷는 것도 무척 재미있었다. 몸도 몰라보게 가벼워지고 행동도 민첩해졌으며, 다친 허리는 거의 의식조차 하지 않게 되었다.

지난해 1월로 기억한다. 나는 모 기업의 강연 초청으로 한국에 오게 되었고, 그제야 강남에 있는 척추 전문 한방병원에서 X-레이를 찍고 진찰을 받을 수 있었다. 사고 후 두 달 만의 일이었다. 담당 의사는 "척추가 2cm나 내려앉았는데 이런 몸으로 어떻게 걸어 다니느냐"며 놀라워 했다. 그 소리를 들으면서 나는 '몸이 좀 아프구나' 하는 생각은 들었지만 그렇다고 누워 있을 생각은 전혀 없었다. 나는 걸음걸이를 통해서 내 몸이 스스로 회복되고 있다는 것을 느낄 수 있었기 때문이다.

　강연회와 이런저런 명사들과의 만남으로, 한국에서의 일정은 하루도 빠짐없이 숨 가쁘게 이어졌다. 나는 다친 허리의 통증을 잊고 할 일만을 생각하면서 시간이 날 때마다 용천을 지압하듯이 꽉꽉 누르면서 발가락 끝까지 힘을 주고 걸어 다녔다.

그렇게 장생보법을 생활 속에서 습관화한 지 오 개월이 지났을까. 나는 어느 날 문득 내 몸이 한창 젊었을 때처럼 활력이 넘치는 것을 느낄 수 있었다. 두 다리로 걸을 수 있다는 것이 그저 기쁘고 감사했다. 그때 나는 걸음이 단순히 이동 수단이 아니라 건강 수단이 될 수 있고, 나아가 즐거움의 수단이 될 수 있다는 사실을 깨달았다.

걸을 때 어떤 마음으로 걷느냐는 굉장히 중요하다. 이동 수단으로 바쁘고 힘겹게 걷는 사람들은 얼굴에 수심이 가득하지만 운동이라고 생각하며 즐겁게 걷는 사람은 표정도 밝다.

우리는 걸음걸이를 통해 우리의 몸과 뇌를 운전할 수 있다. 건강이나 행복, 평화는 먼 데 있는 것이 아니라 바로 걸음걸이 속에 있었다.

현재 장생보법은 한국뇌과학연구원과 일지뇌기능연구소가 주축이 되어 '장생보법이 뇌와 건강에 미치는 영향'에 대한 다양한 실험과 연구에 들어갔다. 전 세계인의 심신 건강법으로 각광을 받고 있는 단학과 뇌호흡도 내 몸의 기적 체험에서 비롯된 수련법들이다. 나의 체험을 바탕으로 개발하고 정리한 수련법들은 한국뇌과학연구원, 국제뇌교육협회, 국제뇌교육종합대학원대학과 연계하여 더욱 체계적인 이론과 과학적인 토대를 만들어가고 있다.

나는 지난 27년간 어떻게 하면 좀 더 많은 사람들이 기를 체험하고, 그 체험을 자신의 삶 속에 적용하며 살 수 있을까 하는 문제에 대해 고민해왔다. 몸을 이완한 다음 기운을 느끼고 호흡에 집중하는 단계별 수련 과정을 거치지 않고도 쉽고 간단하게 기를 느끼고 긴장과 스트레스, 운동 부족을 한꺼번에 해결할 수 있는 방법이 무엇일지 끊임없이 연구했다.

이런 고민 속에서 그 동안 300여 가지가 넘는 수련법을 개발하였다. 하지만 아주 쉽고 간단하다고 내놓은 수련법도 기를 체험하지 못한 사람들에게는 전문가의 도움이 필요했고, 또 수련장 바깥에서는 잘 활용되지 않는다는 단점이 있었다.

수련장에서 1시간 동안 충실하게 기운을 쌓았다고 해도 생활 속에서 다 소진하고 있다면 이것은 뭔가 잘못된 것이다. 오히려 생활 속에서 지속적으로 에너지를 채울 수 있는 방법을 찾아낼 필요가 있다. 사람들이 일상적으로 하고 있는 것, 그것을 통해 기운을 쌓을 수 있는 것, 여기서 착안한 것이 '장생보법'이다.

두 다리가 있는 사람이라면 누구나 걸음을 걷는다. 사람들의 걸음걸이를 제대로 잡아주면 따로 시간을 내지 않아도, 값비싼 돈을 들여 보약을 먹지 않아도 아주 간단하고 자연스럽게 생활 속에서 건강 문제를 해결할 수 있다. 몸이 건강해지면 저절로 행복해지고 평화로워진다. 주변 사람들에게도 너그러워지고 돕고자 하는 마음이 생긴다.

내가 모든 문제의 출발을 '건강'에 두는 것은 이 때문이다. '건강한 몸에 건강한 정신이 깃든다'는 말은 만고불변의 진리다. 나는 활동하고 걸어 다니는 모든 사람들이 생활 속에서 장생보법을 통해 건강(Health), 행복(Smile), 평화(Peace)를 찾기를 바란다. 그래서 이들의 머리 글자를 딴 'HSP생활문화운동'을 보급하고 있다.

아직도 우리 주변에는 수많은 사람들이 건강 때문에 고통을 받고 있으며, 자신의 감정을 다스리지 못해 하루에도 몇 번씩 천국과 지옥을 오간다.

한국의 상황은 특히 심각하다. 자살률 세계 1위, 음주율 세계 1위, 흡연율 세계 1위, 교통사고율 세계 1위, 이혼율 세계 2위……. 대한민국이 각종 불명예스러운 부문에서 선두를 달리고 있다. 그래도 외국에 나가면 한국은 초고속 경제 성장을 이룬 대단한 나라로 부러움을 사는데 정말 안타까운 기록이 아닐 수 없다.

사실 우리 사회가 당면한 이 문제들은 조금만 노력하면 고칠 수 있는 것들이다. 나는 교통사고 사망자보다 스스로 목숨을 끊는 자살자 수가 무려 2배나 더 많은 이 안타까운 현실을 더 이상 가만히 지켜볼 수가 없다.

코가 비뚤어지도록 술을 마시고, 하루에도 몇 갑씩 담배를 태우고, 급기야 자살까지 하는 사람들의 사연이야 오죽하겠는가마는 문제의 근본은 그만큼 현대인들의 심신이 허약해졌다는 데 있다. 자신의 정체성을 찾지 못하고, 살아야 할 목표를 잃어버리면 자살을 선택하기란 그리 어려운 일이 아니다.

현대사회를 인간성 상실의 시대, 자아 상실 시대라고 한다. 사람들은 무엇을 상실한지도 모른 채 달려가고 있으며, 물질문명의 한계와 지구 생태계 파괴 등으로 수많은 위험에 노출되어 있다. 그렇기 때문에 몸과 마음을 닦는 수련은 이제 몇몇 소수를 위한 수련으로 끝나서는 안 된다. 각종 스트레스 환경에 노출된 현대인들에게 수련은 선택이 아닌 필수 사항이다. 더 이상 수련과 생활이 분리되어서는 안 된다. 생활이 곧 수련이 될 때, 사회 전반에 깔린 이 우울하고도 무거운 기운을 말끔하게 걷어낼 수 있다.

지금까지 모든 교육은 몸과 뇌를 분리해왔다. 그동안 우리는 한 자리에 가만히 앉아서 머리로 깨치는 공부만 열심히 했다. 그런데 머리만 지나치게 많이 쓰면 뇌가 쉽게 지치고 사고도 부정적으로 흐르기 쉽다. 우리는 머리를 쓰지 않고는 살아갈 수 없다. 하지만 그렇게 살아가는 중에도 틈틈이 머리와 몸이 만나는 시간을 가져야 한다. 두 발로 일어나서 몸이 지닌 무한한 잠재력을 발굴해야 한다. 몸과 노는 것은 더 이상 일부 운동선수나 무용가들의 전유물이 아니다.

우리는 잘 걷는 것만으로도 뇌를 깨울 수 있고 의식하지 못했던 영역까지 사고를 확장할 수 있다. 뇌에 불이 켜지면 의식이 깨어나고 그때 비로소 자신의 참모습을 만날 수 있다.

정보 과잉으로 지친 뇌는 언제나 팔다리와 만나기를 원한다. 다리를 움직이면 움직일수록 뇌로 가는 에너지 공급이 활발해진다. 뇌로 가는 산소와 혈류가 증가할수록 뇌 호르몬 분비가 왕성해져서 기분도 좋아지고 몸도 개운해진다. 걷기만 잘해도 뇌를 활성화시킬 수 있는 것이다.

나는 이 책을 읽는 독자들이 '장생보법'으로 몸이 건강해지고 마음이 행복해지고 정신이 평화로워지기를 희망한다. 길거리에서, 사무실에서, 지하철에서, 공원에서, 지구에서 만나는 모든 사람들이 '용천지압'을 외치며 즐겁고 신나게 걷는 상상을 하면 나도 모르게 웃음이 나오고 행복해진다. 온 국민이, 아니 전 세계인이 이렇게만 걷는다면 우울증이니 자살이니 하는 어두운 그림자는 더 이상 발붙일 데가 없을 것이다.

이제, 장생보법으로 잃어버린 건강과 행복과 평화를 되찾자. 그리고 걸으면서 생긴 그 활력으로 "으라차차 코리아!" 하고 외치자. 대한민국을 일으키고 생태계 파괴로 몸살을 앓고 있는 지구를 살리자.

2007년 4월 걷기 좋은 봄날, 세도나에서 일지 이승헌

차례

여는말 왜 장생보법인가　4

1장 잘 살고 싶다면 잘 걸어라

어떻게 살 것인가　20
장생 모델, 민관식　24
진짜 나이는 따로 있다　28
정신적인 나이를 젊게 만드는 법　31
기적인 나이를 젊게 만드는 법　38
육체적인 나이를 젊게 만드는 법　44
〈체크리스트〉 나의 진짜 나이는 몇 살일까?　50

내가 해본 장생보법 1 '마누라 다리도 못 고치는 의사'라는 불명예를 벗고　61
내가 해본 장생보법 2 당뇨 수치가 뚝!　64

2장 걸음만 바꿔도 10년은 젊어진다

1박 2일간의 놀라운 체험　70
걸음걸이도 배워야 하나　75
일이 막힐 때는 무조건 걸어라　80
걸음걸이를 바꾸면 성격이 바뀌고 운명이 바뀐다　84
장생보법으로 뇌에 불을 켜라　91
21일간 새로운 습관을 만들라　96
발끝을 모으면 10년은 젊어진다　100
꼬리뼈를 말고 걸어라　103

내가 해본 장생보법 3 나의 전성시대　110
내가 해본 장생보법 4 용천에 자극을 주면서 아이처럼 걸어라　114

3장 걸음만 바꿔도 운명이 달라진다

정말 잘 걷고 싶은가 120
생각을 바꾸면 건강이 보인다 127
맨발로 뇌와 대화를 나누며 걸어보자 130
걸음아, 지친 뇌를 살려라 134
다리가 바빠야 오래 산다 138
몸의 메시지를 읽어라 145
몸의 중심을 바로잡는 사람이 세상의 중심을 잡는다 149
삶에 대한 왕성한 호기심으로 가지 않은 길을 가보자 154
뇌간의 자연 치유력을 활용하라 157
몸과 잘 놀아라 166

내가 해본 장생보법 5 전 세계 CEO들에게 권해주고 싶은 나의 건강 노하우 172
내가 해본 장생보법 6 어릴 때 생활 습관이 정말 중요해요 175

4장 장생보법 따라하기 걸을수록 기운이 쌓인다

장생보법 차근차근 배우기 180
장생 체질을 만드는 손·발 운동 198
장생 체질을 만드는 뇌체조 5 208

내가 해본 발끝 부딪히기 하루 10분으로 젊게 사는 비결 214

덧붙이는 말 나는 꿈을 위하여 걷는다 218

오래 사는 것이 기정사실이 된 오늘날에는

어떻게 하면 죽을 때까지 건강하게,

내가 좋아하는 일을 하면서

살 수 있을지가 주된 관심사다.

장수 시대에는 새로운 장생의 철학이 필요하다.

'어떻게 건강하게 잘 살 것인가'에 대해

스스로의 답을 찾아야 한다.

1장

잘 살고 싶다면
잘 걸어라

어떻게 살 것인가

'60 한평생'이라는 말은 옛말이 되었고, '인생은 60부터'라는 말은 기정사실이 되었다. 선진국의 평균수명은 이미 80세를 넘어섰고 우리나라도 평균수명 78세를 기록했다. 또 미래학자들은 60년 후에는 평균수명이 120세까지 늘어날 것이라고 한다.

그러나 평균수명이 무한정 늘어난다고 해서 반갑기만 한 것은 아니다. 아직은 치매나 성인병 등으로 병상에서 오랜 시간을 보내는 사람이 많기 때문이다. 그래서 삶의 질을 이야기할 때는 평균수명보다 건강수명을 봐야 한다.

평균수명은 인간이 태어나 사망할 때까지의 물리적인 생존 기간을, 건강수명은 신체적으로나 정신적으로 건강하게 정상적인 생활을 하며 산 기간을 말한다. 세계보건기구(WHO)에서 발표한 조사 자료에 따르면 미국은 평균수명이 77세, 건강수명이 70세로 7년이 차이 나고, 일본은 평균수명이 82세, 건강수명이 74세로 8년이 차이 난다. 반면 우리나라는 평균수명이 78세, 건강수명은 65세로 무려 13년이 차이 난다.

이 조사대로라면 누군가의 도움 없이는 꼼짝도 못한 채 13년을 골골거리며 병상에서 보내야 한다는 뜻인데, 그렇다면 이런 장수가 무슨 의미가 있겠는가.

평균수명과 건강수명의 차이가 많이 날수록 노후에 대한 불안이 커지는 것도 사실이다. 30~40대 직장인들이 노후 대비를 위한 각종 건강 보험이나 재테크에 골몰하게 되는 것도 그만큼 노인 인구의 의

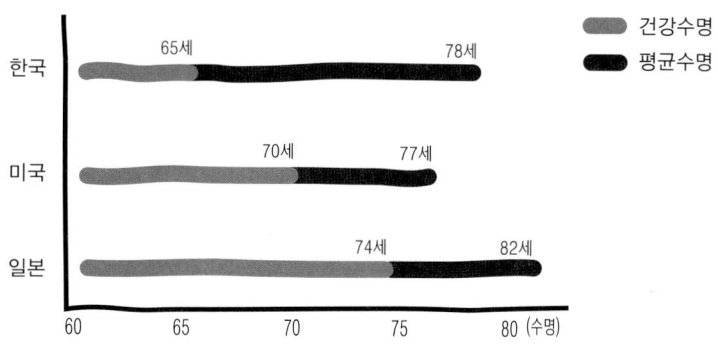

건강수명과 평균수명

료비 지출이 많고 노인 복지 문제가 심각하다는 증거다. 더군다나 우리나라처럼 급속히 고령화 사회를 맞게 되면 건강하게 오래 사는 것이 개인과 가정은 물론 국가적으로도 가장 중요한 문제가 된다.

장수 시대를 맞아 우리가 반드시 준비해야 할 것이 있다. 그것은 '내 건강은 내가 지킨다'는 각오와 실천이다. 죽을 때까지 남의 신세를 지지 않고 스스로 자립할 수 있는 건강한 몸을 만드는 것, 이것이야말로 인생 후반전을 위한 가장 든든한 밑천이며, 재산이 아니겠는가.

웰빙well-being 붐이 불면서 사람들의 의식도 예전에 비해 많이 바뀌고 있다. 가난하고 먹을 것이 부족해 병들고 일찍 죽는 일이 흔했던 과거에는 건강하게 오래 산다는 것 자체가 개인의 사회적인 지위나 문화적인 수준 등 삶의 질을 나타내는 지표였지만, 오래 사는 것이 기정사실이 된 오늘날에는 어떻게 하면 죽을 때까지 건강하게, 내가 좋아하는 일을 하면서 살 수 있을지가 주된 관심사다.

장수 시대에는 새로운 장생의 철학이 필요하다. '어떻게 건강하게 잘 살 것인가'에 대해 스스로의 답을 찾아야 한다.

흔히 '장생'이라고 하면 무소불위의 권력을 휘두르며 불로장생을 꿈꾸던 진시황을 가장 먼저 떠올리는데, 원래 '불로장생不老長生'이라는 말은 우리 민족의 선도 사상에 그 뿌리를 두고 있다. 선도의 본질이 현대에 와서는 많이 훼손됐지만 옛말에는 그 의미가 조금은 남아 있다. '불로不老'란 늙지 않는다는 말이 아니라, 동사로서의 불不과 목적어로서의 노老의 문장으로 '늙지 않게 한다'는 적극적인 의미가 담겨 있다. 그리고 장생이란 말도 그저 오래 산다는 뜻이 아니라 자연과 하나되는 이치를 터득하면 하늘에서 받은 생명까지도 자유롭게 연장할 수 있다는 뜻으로 쓰였다.

나는 장생을 다시 내 식으로 해석해본다. 장생이란 '건강하고 행복하게 자신의 꿈을 이루면서 오래 사는 것'. 어떤가? '어떻게 수명을 늘리는가'보다, '무엇을 위한 장생인가?'가 더 중요하다. 꿈이 없는 장생은 의미가 없다. 진정한 의미의 장생은 삶에 대한 철학과 의지가 있을 때 가능하다.

장생 모델, 민관식

요즘 40대 이상의 중장년층 사이에서 건강 결의를 다지며 자주 쓰는 웰빙 건배사가 있다고 한다. 대표적인 것이 '9988123'이다. 풀이하면 '99세까지 88하게 살고, 하루 이틀 앓다가 사흘째 고통 없이 영면을 취하는 것'으로 웰빙(well-being, 잘 살기)에서 웰다잉(well-dying, 잘 죽기)까지 상대방의 건강을 원스톱으로 기원한다는 뜻이다.

'9988'의 반대말인 '8899'도 있다. 뜻은 짐작대로다. '88세까지 구질구질하게 사느냐, 99세까지 팔팔하게 사느냐?' 여기에 선택과 실천의 문제가 남는다.

웰빙과 웰다잉은 둘이 아니다. 정말 잘 죽는 길은 잘 사는 것밖에 없다. 죽을 때를 보면 그 사람의 삶을 알 수 있다. 평생 정직하고 성실하게 자신의 일을 즐기면서 산 사람들은 죽음도 편안하게 맞는다. 굳이 하루 이틀씩 앓다가 사흘째 되는 날 죽어야 할 이유는 없다. 죽기 직전까지 건강하게 일하고 잘 놀다 갈 수 있는 것이다.

내가 '장생 모델'로 존경하는 분이 있다. 바로 작년에 작고한 소강 민관식 선생인데 이 분이 그렇게 행복하게 돌아가셨다. 전 문교부 장관을 지냈던 선생은 89세 나이로 타계하기 직전까지 테니스를 즐긴 것으로 유명하다. 오전까지 테니스를 치다가 오후에 몸이 좀 피곤하다며 곤하게 낮잠을 자다가 그대로 세상을 떠나셨다고 한다. 매일 1시간 이상 걷기와 수영, 1주일에 두 번씩 테니스를 칠 만큼 자기 관리에 철두철미했던 선생의 수명은 건강수명과 완벽하게 일치했다.

내가 선생을 처음 만난 것은 6년 전이다. 만나는 자리에서 선생은 수첩을 꺼내 보였는데 거기에는 마치 내일이라도 국회의원 선거에 출마할 사람처럼 일정이 빡빡하게 잡혀 있었다. '평생 현역, 평생 학습'이라는 모토를 실천해온 선생은 정계, 체육계, 학계 등 자신의 경험과 지혜를 필요로 하는 곳이라면 어디든 찾아갔고, 또 찾는 사람이 없을 땐 스스로 약속을 만들어서라도 시간을 그냥 흘려보내지 않았다.

한번은 공식석상에서 사회자가 선생을 '젊은 오빠'로 소개하자 난색을 표하며 '영원한 젊은 오빠'로 정정해줄 것을 요청해 장내에

폭소가 터졌다는 일화도 있다.

 그 이후 세상을 떠날 때까지 '영원한 젊은 오빠'라는 별칭을 가지고 있었는데 지금 생각해보면 선생은 정말 뇌를 잘 쓴 분이었다. 누가 오빠라고 불러주면 뇌에서 엔도르핀이 솟아난다며 좋아했는데, 선생은 뇌를 확실히 속이기 위해 주변 사람들까지 전부 세뇌시켰던 것이다.

 사람은 스스로 느끼는 것만큼 나이를 먹는다. 스스로 젊다고 느끼면 젊게 살 수 있다. 그러나 스스로 늙었다고 느끼면 노화에서 벗어날 도리가 없다. 실제로 육체에는 나이가 있지만 우리 뇌는 나이가 없다. 있다면 주인이 느끼는 대로 반응하는 고무줄 나이가 있을 뿐이다. 건강하게 살고 싶다면 뇌부터 젊게 만들어야 한다. 우리 몸은 뇌의 명령에 따라 움직이기 때문이다.

 뇌를 젊게 만드는 방법은 아주 간단하다. 뇌를 잘 속이기만 하면 된다. 만약 당신이 50대라면 자신의 뇌에게 30대의 활기와 열정을 담아서 "나는 30대야!"하고 당당히 선언해보라. 뇌가 깜짝 놀랄 만큼 실감나게 연기를 한다면 당장 20년은 젊어질 수 있다.

 우리 뇌는 컴퓨터처럼 입력하는 대로 출력한다. 주인이 말하고 생각하고 느끼는 대로 움직이는 것이다. 생각날 때마다 뇌에게 '나는 젊다', '나는 건강하다'고 주문을 걸어보자. '나는 아직 젊고 건강하다'는 신념과 자신감이 당신을 더욱더 생기 있고 행복하게 만들어 줄 것이다.

진짜 나이는 따로 있다

사람의 성장 속도는 태어나서 10대 후반까지 맹렬한 기세로 성장한다. 키가 자라고 몸무게가 늘어나고 골격과 근육이 튼튼해지고 오장육부의 움직임이 왕성해진다. 그리고 20대에 이르러 몸의 기능은 절정을 이루고, 30대에 완성된다. 40~50대부터는 근육이나 관절의 노화가 시작되면서 몸에 조금씩 브레이크가 걸리기 시작한다.

사실 중년과 노년의 육체적 나이는 개인차가 그게 난다. 평소 몸을 자주 움직여주고, 많이 걷고, 호흡을 깊게 하고, 과식이나 과음을 하지 않고, 숙면을 취하는 건강한 습관을 가졌다면 노화가 오더라도 아주 더디게 올 것이다. 하지만 스트레스, 운동 부족, 수면 부족, 흡연, 과음 등 나쁜 습관을 가졌다면 빨리 늙을 수 있는 조건은 다 갖춘 셈이다.

원래 우리 몸의 세포는 끊임없이 변한다. 분자생물학에서 밝힌 세포의 교체 주기를 살펴보면 췌장의 세포는 24시간마다 새롭게 바뀌고, 위장은 3일마다 위벽의 새로운 내피를 얻는다. 백혈구는 10일마다 교체되고, 우리 몸의 지방 조직은 3주마다 새로워진다. 뇌의 단백질은 98%가 한 달마다 바뀌고, 피부는 5주마다 새로 태어난다. 단단한 두개골조차 석 달이 지나면 완전히 새로워진다. 외형적으로는 똑같아 보이지만 우리 몸에는 늘 새로운 강물이 흐르고 있는 것이다.

그렇다면 날마다 새로운 세포가 태어나는데 왜 인간은 늙고 병드는가? 근본적으로는 우리 몸의 세포가 생생하게 살 수 있는 좋은 환경이 아니라는 데 있다. 오염된 지구, 불규칙한 생활 습관, 체내에 쌓이는 독소로 인해 기가 통하지 않고 피가 제대로 돌지 않으면 세포는 병이 든다. 피를 맑게 하고 그것을 말단 세포까지 신속하게 운반할 수 있는 몸을 만들어준다면 우리는 세포가 지닌 생명력을 충분히 쓰면서 마지막까지 젊고 건강하게 살 수 있다.

나이가 들면 노화가 가속화하는 것도 나쁜 습관을 감당할 만큼 몸이 빠르게 적응을 못하기 때문이다. 그래서 신체 에너지가 더 떨어지기 전에 기혈 순환이 잘 되는 건강한 몸을 만드는 것이 중요하다.

나는 장생보법을 통해서 장생 체질을 만들면 누구나 평균수명과 건강수명이 일치하는 이상적인 삶을 살 수 있다고 확신한다. 그렇다면 몸과 마음과 정신을 모두 장생 체질로 바꾸기 위해서는 어떻게 해야 할까? 우선 다음 세 가지 질문에 답을 해보자.

- 당신은 꿈이 있는가?
- 당신은 항상 행복하고 기분이 좋은가?
- 당신의 몸은 건강한가, 걸음걸이는 반듯한가?

위 질문에 모두 긍정적으로 답을 했다면 달력상의 나이와 상관없이 당신은 충분히 젊고 건강하다. 그러나 모두 "아니오"라는 대답이 나왔다면 당신은 조로早老체질일 가능성이 높다. 사람의 나이에는 달력상의 나이 외에도 세 가지가 더 있다.

꿈, 열정, 비전의 유무로 판단하는 '정신적인 나이', 행복, 즐거움, 기쁨 등 기분으로 판단하는 '기적인 나이' 그리고 근력, 유연성, 평형감각 등 체력으로 판단하는 '육체적인 나이'. 나는 이 세 가지 나이가 표면적인 달력상의 나이보다 훨씬 더 그 사람을 잘 표현한다고 믿는다. 세 가지 나이를 모두 젊게 만드는 방법은 무엇일까? 다음에서 좀 더 구체적으로 알아보자.

◯ 정신적인 나이를 젊게 만드는 법

정신적인 나이 Spiritual age를 알려면 '당신은 꿈이 있는가' 라는 질문을 던져보면 된다. 나이가 아무리 젊은 이십대도 꿈이 없다면 애늙은이다. 반대로 나이가 팔십이 넘어도 가슴 속에 열정과 꿈이 살아 있다면 그 사람은 언제나 청춘이다.

얼마 전에 만난, 한 뇌호흡 교사의 하소연이 생각난다. 최근에 새로 지도하게 된 초등학생이 있는데 사이가 좀 가까워지자 대뜸, "선생님, 사는 게 왜 이렇게 힘들어요? 도대체 인생이 뭐예요?" 하고 물었단다. 사연인즉슨 방과 후 학원 순례를 마치고 집에 돌아오면 밤 10~11시, 숙제하고 씻고 잠자기도 바쁜데 자기도 그렇고 엄마 아빠도 그렇고 왜 이렇게 사는지 모르겠단다.

한참 뛰어놀고 꿈꾸기에도 바쁜 시절에 애늙은이처럼 눈동자는 초점이 없고 걸음걸이는 풀어놓은 계란처럼 흐느적거리면서 밤늦게 교사를 찾아왔다니 정말 이 아이에게 무슨 삶의 낙이 있었을까 싶다.

나는 이런 이야기를 들을 때마다 부모들과 교사들에게 신신당부를 한다. 꿈이 없는 아이는 미래가 없다. 부모나 교사의 가장 큰 역할은 아이가 호기심을 가지고 마음껏 꿈꿀 수 있는 환경을 만들어주는 것이다. 관심을 가지고 지켜봐 주고, 가능성을 믿어주고, 어떤 상황에서도 변함없이 든든한 후원자가 되어주는 것, 그것이 부모와 교사의 역할이다.

나이가 많아도 생기발랄한 노인들이 있다. 그들은 꿈이 있고 늘 에너지와 목표를 가지고 그 꿈을 추구한다. 꿈이 없는 삶은 향기 없는 꽃과 같다. 꿈은 인생의 목표를 잃지 않고 적극적으로 살아가게 만드는 원동력이다. 사람은 나이와 상관없이 꿈을 잃어버리면서 늙기 시작한다. 불가능하게 보이는 꿈일지라도 끊임없이 도전하고 가능성을 찾아내는 사람은 늙지 않는다. 나이는 숫자에 불과할 뿐이다. 결국 젊음을 결정하는 것은 나이가 아니라 삶을 대하는 적극적인 태도이다.

  다음은 정신적으로 젊은 사람들한테서 나타나는 공통적인 이미지인데 자신의 상황에 비추어 하나씩 점검해보기 바란다. 입으로 소리 내어 읽으면서 스스로 질문을 던지면 당신의 뇌가 알아서 답을 줄 것이다.

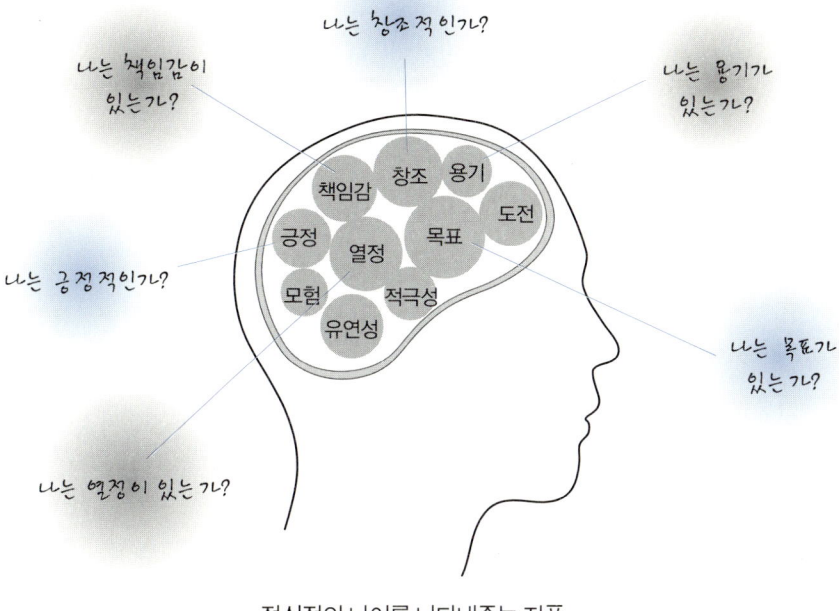

정신적인 나이를 나타내주는 지표

"예"라는 답이 많이 나올수록 젊고 건강한 사람이다. 하지만 모든 대답이 미지근하게 나왔다면 의식적인 노력을 기울여야 한다. 자신의 현재 상태를 아는 것, 이것도 일종의 깨달음이다. 자각을 한 뒤에는 반드시 실천이 따라야 한다.

정말 하고 싶고, 되고 싶었던 것이 무엇인지 뇌에게 물어보고 삶의 목표를 재정립해보자. 그리고 그것이 실현될 수 있도록 치밀하게 계획하고 실천해보자.

나이가 들어서 못하는 일도 있지만, 나이가 들어서 더 잘할 수 있는 일들도 많다. 그동안 쌓인 지혜와 경험, 축적한 지식을 통합하면 젊은이들보다 훨씬 더 탁월한 능력을 발휘할 수 있다. 꿈을 실현하는 과정에서 부딪히는 수많은 문제들은 때때로 고통도 주지만, 우리는 그것으로 인해 더 많은 활력과 건강과 젊음을 얻는다.

인생의 각 시기에 따른 심리 변화를 살펴보면 청년기에는 '이것도 하고 싶고 저것도 하고 싶다'라는 바람이 많고, 장년기에 이르면 바람은 차츰 적어지는 대신 '이것도 해야 하고, 저것도 해결해야 한다'는 의무가 많아진다. 그렇다면 노년기는 어떻게 될까? 이것도 하기 싫고, 저것도 귀찮아진다. 이것이 노인에게 나타나는 가장 큰 심리적인 변화이다.

사람은 나이를 먹어서 늙는다고 생각하는데 그것은 진실이 아니다. 꿈이 사라지고 움직임이 줄어들고 생각이 고루해지면서 그때부터 몸도 쇠하고 마음도 허하고 정신도 어두워지는 것이다.

다행히 우리의 뇌는 젊은 시절에 가졌던 삶에 대한 열정과 꿈을 기억하고 있다. 보통 50~60대가 되면 근육에 힘이 점점 빠지고, 삶에 대한 열정은 퇴색된다. 바로 이때 자신의 몸과 뇌를 다시 한번 조율하면 30대의 건강과 열정을 회복할 수 있다.

마치 피아니스트가 피아노를 정기적으로 조율하듯이, 인생을 잘 살아가기 위해서는 몸과 뇌의 늘어진 줄을 다시 한번 팽팽하게 잡아당겨야 한다.

언젠가 텔레비전에서 장애인 아들 릭을 데리고 철인삼종 경기에 도전한 아버지의 모습을 본 적이 있다. 릭은 태어날 때부터 탯줄이 목에 감겨 중증 장애인이 되었다. 뇌성마비와 언어장애, 사지 마비 증세가 있어서 혼자서는 전혀 움직이거나 소리조차 내지 못했다.

그런 릭을 위해 아버지는 지금으로부터 31년 전, 아들이 12살 되던 해에 500만 원의 거금을 들여 특수 컴퓨터 장치를 마련했다. 릭은 컴퓨터의 힘을 빌려 12년 만에 처음으로 자신의 생각을 표현했는데 그때 한 말이 "가자, 부루인스!"였다.

부루인스는 릭이 사는 보스톤 지역의 하키팀 이름이다. '엄마, 아빠'라는 말이 화면에 뜰 거라고 기대했던 아버지는, 릭이 불편한 몸을 가졌어도 스포츠에 관심이 많다는 것을 그때 처음으로 알게 되었다.

"아빠, 나는 달릴 때는 장애가 없어진 것 같아요."

이 한 마디에 아버지는 주말마다 아들을 휠체어에 태우고 동네를 달리기 시작했다. 5km에서부터 마라톤 풀코스까지. 그리고 점점 더 큰 꿈을 가졌고 급기야 철인삼종 경기에 도전하게 되었다.

물에서는 돌처럼 가라앉고, 6살 이후로는 자전거를 타본 적이 없던 아버지는 아들을 위해 날마다 수영 연습을 하고, 자전거 훈련을 했다. 그리고 드디어 수영, 사이클, 마라톤으로 이어지는 철인삼종 경기를 아들과 함께 도전했다.

세계 최강의 철인들 틈에서 아버지는 릭을 실은 작은 고무 배를 허리에 묶고 3.9km의 바다를 헤엄치고, 릭이 앉은 특수 의자가 앞에 달린 자전거로 180.2km나 되는 용암지대를 달리고, 릭이 탄 휠체어를 밀며 42.195km의 마라톤을 무려 여섯 차례나 완주해냈다.

두 철인에게 기자가 소감을 묻자 아들은 "아버지가 없이는 할 수 없었다"고 말하고, 아버지는 "아들이 없었다면 하지 않았다"고 말한다. 경기 완주 테이프를 끊을 때마다 릭은 세상에서 가장 환한 미소를 지어보였고 그것은 아버지에게 가장 큰 선물이 되었다.

나는 아버지와 아들의 모습을 지켜보면서 잔잔한 감동을 받았다. 그리고 65세라는 아버지의 나이를 확인하면서 감탄이 절로 나왔다. 외형만 보면 팔과 다리, 온몸이 탄탄한 근육질로 다져진 건장한 40

대 운동선수를 방불케 했다. 아마 뜨거운 심장을 가진 아들의 몸이 되어주기로 결심하고부터 아플 새도, 늙을 새도 없이 지독하게 몸을 단련했을 것이다.

아들에 대한 아버지의 위대한 사랑의 힘, 이것이 결국 노화를 물리쳤다. 사람은 사는 목적이 있을 때는 늙지 않는다. 젊고 건강하게 사는 사람들을 조사해보면 젊어지기 위해 특별히 노력을 한 게 아니라 자신의 꿈을 위해 매진하다보니 젊음은 부수적으로 따라왔다고 말한다.

삶에 대한 목표나 비전은 삶을 건강하고 활기차게 만든다. 비전이 없는 삶이 편안할 것 같지만 실상은 그 반대다. 아무런 꿈이나 목표가 없을 때 삶은 무감각해지고 무질서해진다. 변화가 없는 삶, 타성에 젖은 삶, 도전하지 않는 삶은 뇌를 무기력하고 우울하게 만드는 주범이다.

뇌는 자극이 없는 단조로운 환경을 싫어한다. 1천억 개의 뇌세포와 100조 개의 시냅스로 구성된 뇌 속 네트워크는 항상 새로운 것에 반응하면서 강해진다는 것을 기억하자. 살아가는 데 익숙해져서는 안 된다. 항상 반짝이는 눈으로 세상을 바라보는 어린 아이들처럼 삶에 대한 신비를 간직하고 날마다 새 날을 맞으며 살자.

◯ 기적인 나이를 젊게 만드는 법

기氣적인 나이Energy age는 당신의 기분 상태를 말한다. 기적으로 젊다는 것은 항상 기분이 좋고, 행복하다는 것을 뜻한다. 기분이 좋을 때는 조그만 일에도 행복해져서 자주 웃게 되고, 마음의 여유가 생기며, 인간관계도 좋아진다. 창조력, 적응력, 기억력, 사고력 등 두뇌의 힘도 커져서 업무 능률도 향상되고 스트레스에도 비교적 담담하게 대처한다. 또 부정적인 생각이나 감정도 현저하게 줄어드는 것이 특징이다.

그렇다면 이렇게 기분이 좋은 상태를 유지하기 위한 비결은 무엇인가? 무엇보다 긍정적인 생각을 많이 하고, 주위 사람들과 인간관계를 잘 맺고, 자기 자신에 대해서도 건강한 자아상을 가져야 한다. 또 일상적으로 일어나는 스트레스를 잘 다룰 수 있어야 한다.

뇌과학적인 관점에서 보면 행복해지는 처방은 더 간단하다. '행복을 느끼기 쉬운 뇌 상태'로 만들면 된다. 기분이나 감정은 모두 뇌의 작용이며, 구체적으로는 뇌에서 분비되는 도파민, 세로토닌, 노르아드레날린 같은 호르몬의 작용이다. 뇌에서 어떤 호르몬이 분비되느냐에 따라 인간의 사고와 감정과 행동이 달라진다.

기쁨과 쾌감을 담당하는 호르몬은 도파민이고, 분노와 공격성은 노르아드레날린, 행복과 평화를 느끼게 하는 호르몬은 세로토닌이다. 도파민은 쾌감 호르몬이지만 자주 분비되면 충동적인 행동을 일으키거나 중독성의 우려가 있다. 노르아드레날린도 분비가 많아지면 공격성이 강해져 폭행, 살인까지 저지를 수 있는 위험이 있다.

 이 두 가지 호르몬이 극단적으로 치닫지 않도록 조화를 부리는 호르몬이 바로 세로토닌이다. 세로토닌이 잘 나오지 않으면 노르아드레날린이 많아지거나 도파민이 늘어나 끊임없이 감정의 변죽을 울리게 된다. 다시 말해서 '평화의 전령'으로 불리는 세로토닌이 얼마나 잘 분비되느냐에 따라 우리는 행복을 느끼기도 하고 불행을 느끼기도 한다.

 이렇게 모든 것을 뇌의 작용으로 이해하면 자신의 감정도 일정한 거리를 유지하며 객관적으로 다룰 수 있게 된다. 기분이 우울해지고 처질 때는, '지금 나는 세로토닌이 부족하군, 세로토닌 분비가 잘 되도록 무엇을 해줄까' 하고 생각하면 간단하다. 그렇다면 세로토닌 분비가 잘 되는 행복한 뇌를 만들기 위해서는 어떻게 해야 할지 알아보자.

아주 간단하게 호흡이나 자세, 걸음걸이와 얼굴 표정만 바꿔도 뇌에서 나오는 호르몬이 바뀐다. 호흡과 자세, 걸음걸이는 뒤에서 차차 다루기로 하고 여기서는 표정을 바꾸는 연습부터 해보자.

우선 거울을 꺼내서 얼굴을 바라보자. 그리고 입꼬리를 살짝 올려서 방긋 웃어보자. 거울 속에서 당신이 웃으면 당신의 뇌도 따라 웃는다. 마치 상대방이 나를 보고 웃으면 나도 덩달아 웃게 되는 것처럼 뇌에서도 똑같이 에너지 동조 현상이 일어난다.

입꼬리가 처졌을 때와 입꼬리를 올렸을 때의 기분이 어떻게 달라지는지도 느껴보자. 입꼬리가 올라가 있거나 입이 헤 벌어져 있을 때는 비관적인 기분이 될 수 없다. 반대로 입꼬리가 처져 있거나 입을 꽉 다물고 있을 때는 낙관적인 기분이 될 수 없다.

얼굴 표정을 바꾸는 것보다 좀 더 강력한 약효를 원한다면 웃음수련을 해보자. 웃음수련은 초보자가 혼자서 하기에는 겸연쩍을 수도 있지만 가족이 함께 모여서 게임처럼 한다면 아주 즐거운 놀이가 될 수 있다. 박장대소를 하며 크게 웃는 웃음은 부정적인 생각을 단번에 끊을 수 있는 아주 좋은 방법이다. 웃다보면 불안하고, 초조하고, 무언가 꽉 막혔던 것이 사라지는 것을 느낄 수 있다.

대개 사람들은 본능적인 감정에 충실하다. 슬프면 울고, 기쁘면 웃는다. 이처럼 자기 감정에 솔직한 것은 정신 건강에 좋다. 다만 어떤 하나의 감정에 너무 오래 집착하거나 깊이 빠지는 것은 좋지 않다. 지나친 감정 에너지는 몸을 상하게 하고 마음과 영혼에도 부정적인 영향을 미칠 수 있다. 감정은 본성의 바다에서 일어나는 파도와 같다. 파도는 순간적으로 일어났다가 없어진다. 감정도 집착하지 않으면 저절로 사라지는 것이다.

그렇다면 감정에 휩싸이지 않고 감정을 파도처럼 타고 갈 수는 없을까? 먼저 '감정은 내가 아니라 내 것'이라는 자각이 필요하다. 감정이 '내 것'이면 내가 자유롭게 바꿀 수 있다. 하지만 '감정이 나'라고 하면 평생 감정의 노예로 살 수밖에 없다.

우울한 감정을 만드는 기억이나 생각이 떠오르면 바로 "스톱"을 외치고 다른 버튼을 눌러주자. 얼굴을 찡그리거나 화를 낼 수도 있겠지만 그것 대신 억지로라도 크게 한번 웃어 보자. 웃다보면 무겁고 어두운 마음이 먹구름 걷히듯 사라지고, 가슴속에서 기쁨이 샘솟는 것을 느낄 수 있다.

이것을 입증하기 위해 복잡한 뇌과학적 설명을 동원할 필요는 없을 것 같다. 지금 당장 아무 생각 없이 한번 웃어 보자. 웃고 싶지도 않고 웃을 이유가 없더라도 그냥 한번 웃어 보자. 어떤가? 달라지지 않았는가?

지금까지 당신은 '웃을 일이 있어야 웃는다' 는 식의 인과 법칙을 따라 살아왔을 것이다. 그렇다면 지금부터는 '웃다보면 행복해진다' 는 뇌과학의 법칙을 응용해 보다 적극적으로 행복을 창조해보자.

누구에게나 좋은 감정과 나쁜 감정이 있다. 어떤 감정에 에너지를 실어주느냐는 순전히 당신의 선택이다. 사실 감정만큼 행동을 이끌어내는 강력한 동기는 없다. 감정이 커지면 우리 뇌는 대뇌피질이나 내분비계, 자율신경계에 더 강력하게 명령을 보낸다. 감정의 세기가 행동을 일으키는 힘이 되는 것이다.

사회에서 성공한 사람들의 뇌를 보면 공통점이 있다. 이들은 감정을 자신이 원하는 쪽으로 빠르게 전환한다. 좋은 감정을 더 자주 느끼고, 더 오래 지속하는 것이다. 상황이 좋으면 좋아서 기쁘고, 상황이 좋지 않으면 이 상황이 지나면 더 좋은 상황이 올 것이라고 믿기 때문에 또 기쁜 것이다.

뇌의 기능은 모든 생활 습관이 축적되어 만들어진다. 하루아침에 감정을 전환시키기는 힘들겠지만 이것 역시 의지와 적절한 훈련만 있으면 얼마든지 조절할 수 있다.

　나는 오래 전부터 뇌를 컨트롤해서 감정과 성품과 건강을 돌볼 수 있는 심신 수련법을 개발하여 많은 사람들에게 알려주고 있다. 그것이 '단학'과 '뇌호흡'이다. 뇌호흡은 단학의 글로벌 버전이라는 개념으로 창안했고 지금은 '뇌교육'이라는 개념으로 두뇌 개발법에 국한된 뇌호흡의 이미지를 한층 더 확대시켰다. 앞으로는 뇌교육의 시대가 될 것이다. 교육의 본질은 '가르치는 것'이 아니라 '잠재된 가능성을 이끌어내는 것'이다.

　현재의 학교 교육은 상위 5%를 위한 교육에 초점이 맞춰져 있다. 내가 관심을 가지고 있는 것은 나머지 95%의 기를 살려주고 두뇌 잠재력을 이끌어내는 교육이다.

　뇌교육은 비단 학교 교육에만 국한되는 것은 아니다. 정치도 경제도 우리 사회 전체가 상위 5%에 집중되어 있다. 이렇게 한쪽으로만 집중된 에너지를 풀고, 막힌 에너지를 잘 유통시켜준다면 개인과 가정, 사회에 어떤 변화가 올지 상상해보라. 기의 분배가 잘 이뤄질 때 기분이 좋아지는 것처럼 우리 사회 전체가 건강하고 행복하고 평화로워지지 않겠는가.

◎ 육체적인 나이를 젊게 만드는 법

대학을 졸업하고 20년이나 30년쯤 지나서 동창생들을 만나보면 같은 또래인데도 10년은 더 젊어보이는 사람과 10년은 더 늙어 보이는 사람이 있다. 그 차이는 무엇이겠는가? 바로 육체적 나이 Physical age 때문이다.

육체적 나이란, 체력 수준으로 판단하는 나이를 말한다. 달력상으로는 50세지만 체력 수준이 30세라면 그 사람의 육체적 나이는 30세다.

육체적 나이가 젊어지면 마음도 젊어진다. 몸과 마음이 젊어지면 외모나 인상도 한층 젊어보인다.

지난해에 캐나다에서 우연히 '달리는 포니'를 본 적이 있다. 우리나라에서도 그 흔적을 찾기 힘든 포니 승용차를 캐나다에서 만났으니 그 반가움이야 오죽했겠는가. 최초의 국산 승용차 포니가 캐나다에 수출되기 시작한 것이 1984년부터라고 하니 적어도 20년 이상은 되었을 텐데 멀쩡하게 잘 달리고 있었다. 자동차는 보통 10년이 지나면 잦은 고장으로 결국 폐차하는 게 일반적인데, 쌩쌩한 포니를 보니 자동차나 사람이나 역시 관리하기 나름이라는 생각이 들었다.

기계도 쓰지 않고 그대로 두면 녹이 슬어 고물이 되는 것처럼 몸도 사용하지 않고 가만히 두면 노후해져서 나중에는 거추장스러운 존재가 된다. 40대가 넘어가면 몸이 하루가 다르게 달라지는 것을 느낄 것이다. 그것은 그만큼 몸을 방치했다는 뜻이다.

육체적 나이를 젊게 만들기 위해서는 평소의 생활 습관이 중요하다. 팔다리를 움직이며 매일 조금씩 걷는 습관을 들이는 것도 육체적 나이를 줄이는 비결이다. 걷다보면 얻을 수 있는 이점이 한두 가지가 아니다. 체력이 좋아지고 머리가 맑아지고 무엇보다 자기 몸에 대한 집중력이 높아져 병에 대한 자각 능력이 커진다. 몸 상태가 좋지 않을 때 걸어보면 어디가 당기고 어디가 답답한지, 어디에 열이 나고 어디가 냉한지를 단번에 느낄 수 있다.

원래 병과 생명은 둘이 아니다. 몸은 생명을 유지하기 위해서 끊임없이 주인에게 '증상'으로 호소한다. 마치 고속도로에서 교통사고가 나면 교통순경이 출동해 막힌 곳을 뚫어주는 것처럼 우리 몸도 병이 나면 통증이나 두통, 메스꺼움 등으로 구호 신호를 보내 주인이 돌봐주기만을 손꼽아 기다린다.

몸에서 불편한 증상이 느껴지면 지난 일주일간의 생활 습관을 돌아보는 것이 좋다. 운동 부족이나 수면 부족은 아닌지, 과식이나 과음으로 위장을 괴롭히진 않았는지, 각종 스트레스와 흡연 등 불균형

한 생활에서 오는 잘못된 습관은 없었는지 자기 점검이 우선이다.

자기 병은 자기가 가장 잘 안다. 최첨단 의료 기술을 아무리 동원해도 당신이 어제 무슨 생각을 골똘히 했는지, 몇 시에 잠들었는지, 어떤 일로 부부싸움을 했는지는 알지 못한다. 그리고 설사 알아냈다고 해도 그 모든 생활 습관까지 고쳐줄 수는 없다.

병원이나 약국은 찾는 사람이 계속 찾는다. 조금 아프다고 병원이나 약에 매달릴 것이 아니라 '내 몸에 관한 한 내가 의사' 라는 생각을 가지고 자신의 생활 리듬을 자연의 흐름에 맞추려는 노력을 꾸준히 해야 한다.

모든 병의 뿌리는 결국 하나다. 어딘가 에너지 흐름이 막혀서 본래 생명체가 가진 자연 치유력을 발휘하지 못한 데 원인이 있다. 막힌 곳을 풀어주고 기혈 순환만 잘 되게 해주면 웬만한 증상은 시간이 지나면 회복된다. 유전을 비롯한 몇 가지 요인들은 우리의 통제 밖에 있지만 그 외의 요인들은 조절이 가능하며, 또 조절되어야만 한다.

예상 외로 잔병이 많은 사람들이 오래 살고, 건강하다고 큰소리치는 사람이 갑자기 쓰러지는 경우가 많다. 이 역시 자기 몸에 대한 자각 증상을 느낀 것과 느끼지 못한 차이다. 아픈데도 아무런 반응이 없다면 몸이 썩어도 썩는 줄 모를 것이다. 몸에 한두 가지 병이 없기를 바라지 말고 그 병을 통해 자신의 몸과 마음을 깨우쳐가는 계기로 삼자. 이렇게 생각을 바꾸면 병은 고마운 친구다. 평소에 몸이 건네는 소리를 잘 듣기만 하면 큰 병을 키우지 않고 사전에 예방할 수 있다. 자신의 몸과 친해지면 병원과 약국은 멀어질 수밖에 없다.

병은 의사한테 맡겨야 한다는 고정관념처럼 우리는 많은 고정관념 속에서 살고 있다. 흔히 인생은 생로병사生老病死의 과정이라고 말한다. 인간은 태어난 순간부터 죽음을 향해 달려가고 있다. 태어나고 죽는 것은 자연의 이치가 맞다. 하지만 늙고 병드는 것은 숙명이 아니다. 의지와 노력이 있다면 얼마든지 젊고 건강하게 오래 살 수 있다.
 '노인은 힘이 없다' 또는 '여자는 힘이 없다' 는 것도 하나의 통념일 뿐이다. 힘은 기르지 않고 쓰지 않으면 누구나 약해진다. 나이가 들었어도, 여자라도, 힘을 기르고 힘을 쓰면 힘이 생기는 법이다.
 육체적 나이를 젊게 만들기 위해서는 우리 몸과 더 친해져야 한다. 몸은 우리의 영혼을 담고 있는 그릇이다. 생명이 붙어있는 동안은 잘 관리해야 할 재산 목록 1호다. 꼭 아파서 병원에 갈 때만 몸을 생각하는 것이 아니라 평소에 자기 몸을 스스로 다스릴 수 있도록 해야 한다.

　이 책에 나오는 장생보법으로 내 몸의 건강을 지킬 수 있다. 중요한 것은 실천력이다. 건강에 대한 지식이 많다고 해서 몸이 건강해지지는 않는다. 스스로 의지를 가지고 얼마나 끈질기게 실천하느냐가 노화 예방의 열쇠다.

　먼저 자신의 꿈을 위해서 늙지 않는 건강한 몸을 만들겠다는 강력한 소망을 품어라. 그리고 지금 당장 할 수 있는 것부터 시작하라. 가장 어려운 것이 시작하는 것이다. 그보다 더 어려운 것은 꾸준히 하는 것이다. 이 두 가지만 할 수 있다면 노화를 예방하고 인체 면역력을 높여서 건강하고 행복하게 오래 살 수 있다.

　육체적 나이는 근력, 유연성, 지구력, 폐활량, 균형 감각, 순발력 등을 골고루 보아야 한다. 54~55쪽에 소개된 동작들을 시간이 날 때마다 틈틈이 해주자. 처음에는 잘 안 되는 동작들도 꾸준히 하다보면 조금씩 향상되는 것을 느낄 수 있을 것이다.

　전날 과음으로 집중이 잘 안 되거나 갖은 스트레스로 머리가 아플 때, 커피나 담배로 그 상황을 모면하지 말고 5분이라도 자리에서 일어나 몸과 노는 연습을 해보자. 평소에 안 쓰던 근육들을 써주면 같은 일도 훨씬 더 효율적으로, 좋은 컨디션을 유지하면서 업무 성과를 높일 수 있다.

나의 진짜 나이는 몇 살일까?

> **정신적 나이 체크리스트**

[1~20] 다음 질문을 보고 자신의 상태에 가장 적합한 답을 골라 점수를 매기고 그 점수를 합해보자.

① 매우 그렇다 ② 그렇다 ③ 가끔/보통이다 ④ 그렇지 않다 ⑤ 전혀 그렇지 않다

1 나는 일을 할 때 계획부터 세우고 진행한다. (   )
2 나는 목표한 일은 반드시 해낸다. (   )
3 나는 일을 진행하는 동안 중간 점검을 반드시 한다. (   )
4 나는 새로운 일을 시작할 때면 가슴이 설렌다. (   )
5 나는 일이 뜻대로 잘 안 되면 포기하고 싶은 생각이 간절하다. (   )
6 나는 스스로 젊다고 생각한다. (   )
7 나는 진행하던 업무에 갑자기 변화가 생겼을 때, 사고 전환이 빠른 편이다. (   )
8 나는 일을 맡으면 책임에 대한 두려움이 있다. (   )
9 나는 10년, 20년, 30년 후의 내 모습에 대한 계획이 있다. (   )
10 나는 나 자신을 신뢰한다. (   )
11 나는 새로운 일을 시작하기에는 너무 늦었다는 생각이 든다. (   )

12 나는 자기 관리를 위해 시간과 돈을 투자한다. (   )

13 나는 생각만 해도 가슴이 설레는 꿈, 비전이 있다. (   )

14 나는 일일, 일주일, 월, 년 단위로 계획을 세운다. (   )

15 내가 세상에서 가장 힘든 건 여러 가지 중에서 한 가지를 선택하는 일이다. (   )

16 나는 일을 진행하면서 어려움이 생겨도 끝까지 해결하려고 한다. (   )

17 나는 휴식 시간도 소중하게 생각한다. (   )

18 나는 하루 일과를 먼저 계획하고 하루를 시작한다. (   )

19 나는 특별히 하고 싶은 것이 없다. (   )

20 나는 일의 진행 사항이나 떠오르는 생각들을 잘 기록하는 편이다. (   )

〈채점표〉

번호	①	②	③	④	⑤	번호	①	②	③	④	⑤
1	5	4	3	2	1	11	1	2	3	4	5
2	5	4	3	2	1	12	5	4	3	2	1
3	5	4	3	2	1	13	5	4	3	2	1
4	5	4	3	2	1	14	5	4	3	2	1
5	1	2	3	4	5	15	1	2	3	4	5
6	5	4	3	2	1	16	5	4	3	2	1
7	5	4	3	2	1	17	5	4	3	2	1
8	1	2	3	4	5	18	5	4	3	2	1
9	5	4	3	2	1	19	1	2	3	4	5
10	5	4	3	2	1	20	5	4	3	2	1

(   )점

기적 나이 체크리스트

[1~20] 다음 질문을 보고 자신의 상태에 가장 적합한 답을 골라 점수를 매기고 그 점수를 합해보자.

① 매우 그렇다   ② 그렇다   ③ 가끔/보통이다   ④ 그렇지 않다   ⑤ 전혀 그렇지 않다

1 나는 기분 나쁜 일이 생기면 주변 사람들에게 짜증을 낸다. (   )

2 나는 사람들에게 편안함을 주는 사람이다. (   )

3 나는 어려운 일이 생겼을 때 마음을 터놓고 의논할 사람이 있다. (   )

4 나는 평소에 잘 웃는다. (   )

5 나는 삶이 허무하고 무의미하게 느껴진다. (   )

6 나는 내가 싫어하는 일이라도 어차피 해야 할 일이라면 두말 않고 실행한다. (   )

7 나는 나 자신에게 기운을 북돋아주고, 칭찬을 많이 해준다. (   )

8 나는 일을 해나가는 데 자신감이 있다. (   )

9 나는 어려운 일들이 너무 많이 쌓여서 극복하지 못할 것 같은 두려움이 든다. (   )

10 나는 현재 나에게 주어진 삶에 감사함을 느낀다. (   )

11 나는 처음 본 사람과도 금방 친해진다. (   )

12 나는 특별한 일이 없는데도 마음이 안정되지 않고 불안할 때가 있다. (   )

13 나는 내가 자랑스럽다. (   )

14 나에게는 왜 이렇게 힘든 일만 주어지는지 모르겠다. (   )

15 나는 행복한 사람이다. (   )

16 나는 계획대로 진행하지 못하고 중간에 변수가 생기면 화가 난다. (   )

17 나는 나 자신을 사랑한다. (   )

18 나는 나의 장점과 약점을 잘 알고 있다. (   )

19 나는 사람들과 어울리는 것을 좋아한다. (   )

20 나는 나 자신과의 약속을 잘 지킨다. (   )

〈채점표〉

번호	①	②	③	④	⑤	번호	①	②	③	④	⑤
1	1	2	3	4	5	11	5	4	3	2	1
2	5	4	3	2	1	12	1	2	3	4	5
3	5	4	3	2	1	13	5	4	3	2	1
4	5	4	3	2	1	14	1	2	3	4	5
5	1	2	3	4	5	15	5	4	3	2	1
6	5	4	3	2	1	16	1	2	3	4	5
7	5	4	3	2	1	17	5	4	3	2	1
8	5	4	3	2	1	18	5	4	3	2	1
9	1	2	3	4	5	19	5	4	3	2	1
10	5	4	3	2	1	20	5	4	3	2	1

(   )점

육체적 나이 체크리스트

[1~20] 다음 질문을 보고 자신의 상태에 가장 적합한 답을 골라 점수를 매기고 그 점수를 합해보자.

1 아래 그림과 같이 다리를 모으고 손을 깍지껴 상체를 숙여보자. 단, 무릎을 쭉 펴야 한다. 손이 어디까지 닿는가?

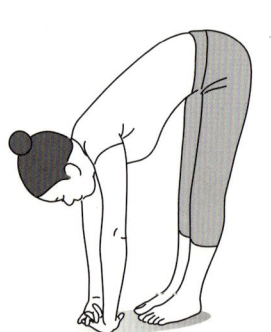

1) 손바닥 전체가 바닥에 닿는다
2) 손가락 부분이 바닥에 닿는다
3) 손가락 끝이 바닥에 닿는다
4) 손가락 끝이 바닥에서 20cm 이상 떨어진다
5) 허리를 숙이는 것조차 힘들다

2 왼손을 손바닥이 바깥을 향하게 뻗는다. 그 상태에서 오른손 손바닥을 마주대고 깍지를 끼어 돌려서 쭉 펴준다.

팔이 잘 펴지는가?

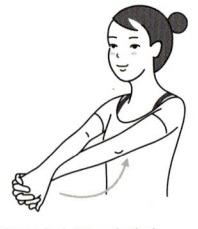 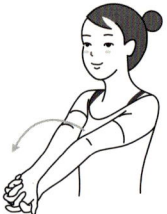

1) 손가락이 풀리지 않은 상태로 팔꿈치가 쭉 펴진다
2) 팔꿈치가 살짝 굽혀진다
3) 팔꿈치 각도가 90도 이상 펴진다
4) 팔꿈치 각도가 90도 이하로 펴진다
5) 팔꿈치가 전혀 펴지지 않는다

3~4 양손을 좌우로 벌리고 눈을 감은 후
한쪽 다리로 선 채 30초 동안 버틴다.
버티는 다리의 무릎은 펴고,
다른 다리는 직각이 되게 들어올린다.
(좌, 우 각각)

1) 안정된 자세로 30초 이상 버틴다
2) 휘청거리지만 발은 바닥에서 떨어지지 않는다
3) 몇 번이나 발이 바닥에서 떨어진다
4) 중심을 잡지 못하고 계속 움직인다
5) 한쪽 다리로 서자마자 바로 떨어진다

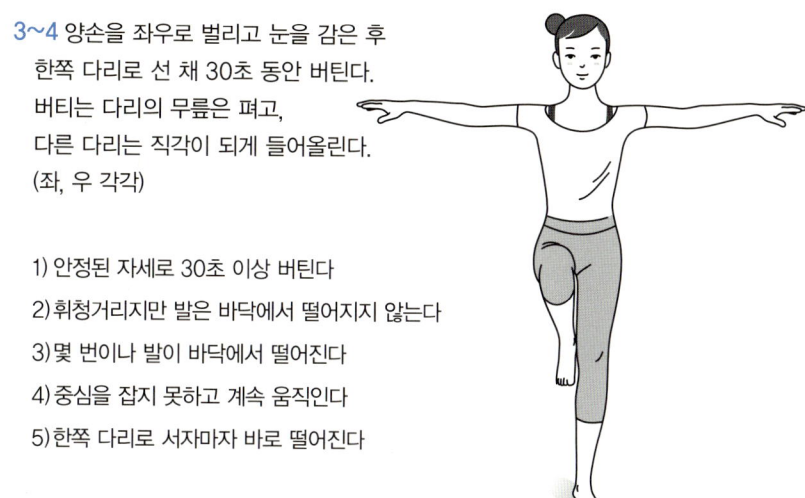

5 아래 그림과 같이 앉아서 양팔을 앞으로 뻗고 양다리를 모아 45도 정도 높이로 들어준다. 등은 30~40도 정도 뒤로 젖힌 상태에서 그대로 자세를 유지한다. 얼마나 버틸 수 있는가?

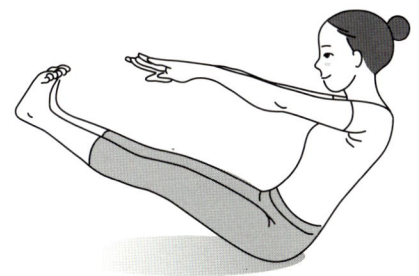

1) 2분 이상   2) 1분 이상~ 2분 미만   3) 30초 이상~ 1분 미만
4) 30초 미만   5) 자세를 취하기도 어렵다

6 팔꿈치 각도가 90도가 되게 정확한 자세로 푸시업을 몇 개나 할 수 있는가?

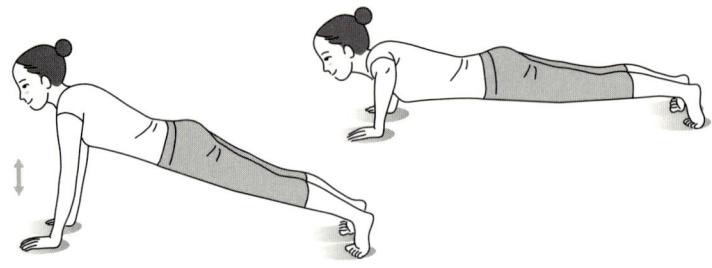

1) 21 ~ 30개   2) 11 ~ 20개   3) 6 ~ 10개   4) 5개 이하   5) 0개

7 어깨에 힘을 빼고 바른 자세로 서서 거울을 본다. 양 어깨의 좌우 균형이 맞는가?
 1) 균형이 맞다   2) 한쪽이 올라와 있다

8 건강관리를 위해서 주기적으로 운동을 하고 있는가?(1주일 기준, 1회 30분 이상)
 1) 5~6회   2) 3~4회   3) 1~2회   4) 가끔 생각날 때 한다   5) 거의 하지 않는다

9 당신의 체질량지수(BMI)는 얼마인가?(비만도 체크)
 BMI(Body Mass Index) = 몸무게(kg)/신장(m)^2, 몸무게를 신장의 제곱으로 나눈 수치
 1) 18 미만 (저체중)   2) 18~22.9 (정상체중)   3) 23~24.9 (과체중 : 위험 체중)
 4) 25~29.9 (비만 1단계)   5) 30~39.9 (비만 2단계)

10 아침에 일어나기 힘들다.
 1) 매우 그렇다 2) 그렇다 3) 가끔/보통이다 4) 별로 그렇지 않다 5) 전혀 그렇지 않다

11 식사가 불규칙하거나 과식을 한다.
   1) 매우 그렇다   2) 그렇다   3) 가끔/보통이다   4) 별로 그렇지 않다   5) 전혀 그렇지 않다

12 어깨를 비롯한 관절이 결린다.
   1) 매우 그렇다   2) 그렇다   3) 가끔/보통이다   4) 별로 그렇지 않다   5) 전혀 그렇지 않다

13 규칙적으로 변을 보고 있다.
   1) 매우 그렇다   2) 그렇다   3) 가끔/보통이다   4) 별로 그렇지 않다   5) 전혀 그렇지 않다

14 담배를 피운다.
   1) 하루 1갑 이상   2) 2~3일에 1갑   3) 1주일에 1갑   4) 끊은 지 3년 미만
   5) 끊은 지 3년 이상/전혀 피우지 않는다

15 술을 즐겨 마신다.
   1) 거의 매일 마신다   2) 1주일에 2~3회 마신다   3) 1주일에 1회 정도 마신다
   4) 1달에 1~2회 마신다   5) 거의 마시지 않는다

16 조금만 경사진 곳이나 계단을 올라가면 숨이 차고 가슴에 통증이 느껴진다.
   1) 매우 그렇다   2) 그렇다   3) 가끔/보통이다   4) 별로 그렇지 않다   5) 전혀 그렇지 않다

17 손발이 차다.
   1) 매우 그렇다   2) 그렇다   3) 가끔/보통이다   4) 별로 그렇지 않다   5) 전혀 그렇지 않다

18 잠을 자거나 휴식을 취해도 피로가 잘 풀리지 않는다.
   1) 매우 그렇다 2) 그렇다 3) 가끔/보통이다 4) 별로 그렇지 않다 5) 전혀 그렇지 않다

19 하루에 걸음을 어느 정도 걷는가?
   1) 1만 보 이상   2) 7000보~8000보   3) 5000보
   4) 1000보~2000보   5) 1000보 미만

20 걸을 때 자신의 발 모양은 어떠한가?
   1) 발끝이 정면을 향하고 있다
   2) 발끝이 바깥으로 벌어져 있다
   3) 발끝이 안쪽을 향해 있다

〈채점표〉

번호	1)	2)	3)	4)	5)	번호	1)	2)	3)	4)	5)
1	5	4	3	2	1	11	1	2	3	4	5
2	5	4	3	2	1	12	1	2	3	4	5
3	5	4	3	2	1	13	5	4	3	2	1
4	5	4	3	2	1	14	1	2	3	4	5
5	5	4	3	2	1	15	1	2	3	4	5
6	5	4	3	2	1	16	1	2	3	4	5
7	5	1				17	1	2	3	4	5
8	5	4	3	2	1	18	1	2	3	4	5
9	3	5	3	1	1	19	5	4	3	2	1
10	1	2	3	4	5	20	5	3	1		

(   )점

최종 나이 진단표

● 정신적 나이

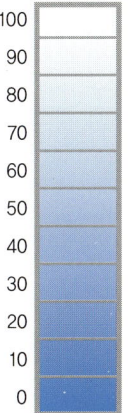

20~30대 (81~100점)	삶의 비전이 있고, 열정과 실천력이 있습니다. 언제든지 새로운 도전을 할 수 있을 만큼 젊은 당신, 이제 자신만을 위한 목표가 아닌 보다 크고 높은 이상을 향해 도전해 보십시오.
40~50대 (51~80점)	계획에 비해 실천력이 부족합니다. 작은 실천들을 통해 자신에 대한 신뢰감을 회복하십시오. 마음만 먹는다면 당신은 무엇이든 시작할 수 있습니다.
60~70대 (25~50점)	삶의 목표가 있습니까? 그리고 그것을 이루고자하는 열정과 의지가 있습니까? 좀 더 구체적인 자신의 목표를 세워보기 바랍니다. 의지와 열정은 목표에서부터 시작됩니다.

● 기적 나이

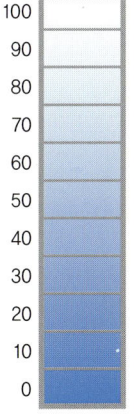

20~30대 (81~100점)	늘 자신감에 차 있고, 의욕적이며, 밝고 긍정적인 에너지를 가지고 있습니다. 스스로 행복을 창조할 줄 아는 생기 넘치는 사람입니다.
40~50대 (51~80점)	행복 지수가 낮습니다. 자기 자신, 그리고 타인과의 소통에 관심을 가지십시오. 긍정적인 선택을 통해 에너지를 충전하면 기적인 나이가 젊어집니다.
60~70대 (25~50점)	행복은 주는 것이 아니라 스스로 창조하는 것입니다. 긍정적인 마인드가 필요합니다.

● 육체적 나이

20~30대 (81~100점)	유연성, 평형 감각, 근력이 잘 발달되어 있고, 좋은 생활 습관을 가지고 있어 신체적으로는 매우 건강합니다. 현재의 건강을 잘 지켜나가기 바랍니다.
40~50대 (51~80점)	자신의 생활 습관을 돌아보고 개선할 필요가 있습니다. 지금부터 어떻게 관리하느냐에 따라 30년도 젊어질 수 있습니다.
60~70대 (25~50점)	운동량이 많이 부족합니다. 생활 속에서 운동하는 시간, 그리고 자신의 몸을 돌보는 시간이 필요합니다.

| 내가 해본 장생보법 1 |

'마누라 다리도 못 고치는 의사'라는 불명예를 벗고 문성철(54세), 〈문성철 정형외과〉 원장

나는 정형외과 의사를 26년째 하고 있다. 직업상 골격에 이상이 있는 사람들을 많이 보아왔고, 그들에게 항상 좀 더 나은 해결책을 주고자 고민해왔다. 최근에 장생보법을 직접 체험하면서 뭔가 특별한 느낌을 갖게 되었고, 환자들에게 적용하면서 좋은 결과를 얻을 수 있었다.

대표적인 사례가 내 아내다. 아내는 워낙 약골인데다가 유전적으로 약한 무릎 관절로 고생한 지 20년이 넘었다. 아내도 의사인지라 사실 현대 의학의 모든 치료법을 아내에게 가장 먼저 시도해보고 효과가 있으면 환자들에게도 적용하곤 했다.

그러나 모든 치료가 간헐적으로 반복되는 관절부종과 통증을 속시원히 해결해주지 못했다. 걷기 등 운동을 해도 무릎 통증이 심해져 운동을 지속하기가 어려웠다. 그래서 나는 늘 아내로부터 '마누라 다리도 못 고치는 정형외과 의사'라는 타박을 들어야 했다.

몇 달 전 이승헌 박사님으로부터 장생보법에 관한 조언을 듣고 나와 아내는 매일 한 시간씩 병원에서 가까운 오름('산'의 제주 방언)에 오르기 시작했다.

처음에는 짧게 하다가 점점 늘려가는 방식으로 했다. 걸음 속도도 빠르지 않게, 용천을 의식하고 그 느낌이 뇌에서 충분히 느껴질 수 있도록 시간을 주었다. 아내는 예전에는 걸을 때 통증이 있는 무릎으로 의식이 집중되었는데, 발바닥과 뇌로 의식이 옮겨가면서 몸 전체가 바르게 서는 것 같다고 했다. 한 달쯤 지나니 더 이상 통증은 없어지면서 몸의 활동량도 늘어나게 되었고, 체지방이 감소하고 무릎 통증에 대한 자신감이 생기자 아내는 점점 더 씩씩해졌다. 요즈음은 일요일이면 제주에 살면서도 엄두도 내지 못했던 한라산 등반을 부부 동반으로 다니고 있다.

아내의 사례를 경험으로 환자들에게 매일 장생보법을 지도하고 권하고 있다. 처음에는 아파서 잘 걸으려 하지 않던 환자들도 바른 자세로 걷는 시간을 점차 늘려가면서 몸에 힘이 생기고 통증이 줄어든다고 좋아한다.

물론 그냥 걷기만 해도 체력이 좋아진다. 그러나 바르지 못한 자세로 계속 걷는 것은 오히려 몸의 균형을 깨뜨려 근·골격계의 변화를 가속화시켜 전신 혹은 특정 부위에 만성 통증을 유발시킨다.

그동안의 진료 경험으로 볼 때, 장생보법은 환자들에게 인체 골격의 균형을 바르게 잡아줌으로써 빠른 시간 내에 근·골격계의 통증을 완화시켜주는 것 같다. 척추선이 바로잡힘에 따라 무릎 통증, 고관절 통증, 요통, 경추와 어깨의 통증, 두통 등이 연쇄적으로 좋아지는 것을 많이 보았다.

현대 의학에서는 걷기가 암을 극복해 생존율을 높이고, 당뇨와 혈압 및 퇴행성 관절염을 많이 개선시키는 것으로 증명되었다. 바른 걸음걸이로 추천되는 많은 방법들이 있지만, 개인적인 경험으로는 장생보법은 많이 걷지 않아도 몸의 긴장이 빨리 풀리고, 몸의 균형을 바로잡아준다. 뿐만 아니라, 만성 통증 완화에도 효과가 높다고 생각한다.

사람의 평균수명이 늘어나 건강한 노년기를 보내는 것이 목표가 되고 있는 이 시기에 장생보법은 손쉽고도 효과적인 건강 지킴이가 될 것이라고 확신한다.

| 내가 해본 장생보법 2 |

당뇨 수치가 뚝! 신희동(66세)

2004년 정년퇴직을 한 후, 나는 하루도 거르지 않고 걷기 운동을 하고 있다. 매일 아침 5시에 일어나 간단한 체조로 몸을 푼 후, 집 근처 보라매 공원을 10바퀴씩 도는 것으로 하루 일과를 시작한다. 걷기는 지난 3년간 스스로에게 한 약속으로 여행을 가서도 빼놓지 않았다.

내가 걷기 운동을 시작한 것은 당뇨 때문이었다. 심각한 수준은 아니지만 제법 오래된 병이라 식사와 운동, 홍삼 복용 등으로 꾸준히 몸을 관리해오고 있었다. 3년간 걷기 운동을 한 덕분에 체중도 줄고, 활력도 생겼지만 당뇨 수치는 더 올라가지 않고 늘 현상 유지를 하는 정도였다.

그런데 최근, 걷는 방법을 바꾸면서 내 몸에 놀라운 변화가 찾아왔다. 지난 3월 15일 KBS 〈아침마당〉에 장생보법에 대한 내용이 방송되는 것을 유심히 지켜보던 나는 내 걸음걸이에 문제가 있다는 것을 처음으로 알게 되었다.

걷기가 건강에 좋다고 해서 매일 열심히 해왔지만 그동안 걷는 자세와 방법에 대해서는 따로 생각해본 적이 없었다. 나는 발 뒤꿈치부터 땅에 닿는 전형적인 방법으로 걷고 있었는데 방송을 본 후부터 앞 발바닥에 있는 용천을 지압하듯이 눌러주면서 걷기 시작했다. 처음에는 용천이 바닥에 닿도록 걷는 것이 어려웠지만, 계속 '용천지압'에 집중하다 보니 발가락에 자연스럽게 힘이 들어가고 몸이 살짝 앞으로 향하는 자세가 나왔다. 그렇게 3주가 지나자 내 걸음은 자연스럽게 새로운 걸음으로 바뀌어 있었다. 방송에서 이야기한 '21일의 법칙'이 내 몸에도 적용된 것이다.

놀라운 것은 매달 한 번씩 검사를 받는 당뇨 수치가 이전과는 다르게 40% 뚝 떨어진 것이다. 그동안 이런 효과를 본 적은 단 한 번도 없었다. 내 생활에서 변화가 있었다면 걸음을 바꾼 것뿐이다. 걸음 하나를 바꾸고 나니 당뇨말고도 여러 가지 변화가 찾아왔다. 일단 발가락에 힘이 생겨 발이 후끈거렸고, 그 열기가 다리를 타고 배까지 올라와 아랫배가 따뜻해지면서 몸에 열감과 힘이 생겼다. 매주 한 번씩 하는 등산도 훨씬 수월해졌다.

더 중요한 것은 장생보법으로 병이 완치되고 건강해질 것이라는 강한 느낌이다. 이전에도 건강에 많이 신경을 써왔기 때문에 내 몸에 대한 감이 있는데, 이대로 꾸준히 장생보법을 생활화하면 당뇨는 물론 모든 병이 낫겠다는 확신이 든다.

나는 누가 좋다고 해서 한 번에 믿는 성격이 아니다. 운동을 하거나 약을 먹어도 "더 두고 봐야지" 하며 나름대로의 검증 과정을 거치는 편이다. 좋다는 말을 쉽게 하지 않는 내가 장생보법에 대해 이런 효과를 이야기하니 내 주변 사람들이 먼저 놀라고, 장생보법을 배우고 싶어한다. 몸과 마음의 변화로 확인한 장생보법. 말로 다 설명할 수는 없지만, 이제 곧 나의 당뇨 수치도 정상으로 회복될 것임을 믿는다.

사람들은 자신의 걸음걸이에 별 관심을 기울이지 않는다.

하지만 무의식적으로 옮기는 그 걸음걸이를

단순한 이동 수단으로 생각하느냐,

아니면 건강 수단으로 생각하느냐에 따라

삶의 질이 달라진다.

2장

걸음만 바꿔도
10년은 젊어진다

1박 2일간의 놀라운 체험

무슨 일이든 첫경험이 기억에 많이 남는 모양이다. 지난 2월 중순으로 기억한다. 내가 장생보법 워크숍을 처음 열었을 때 일이다. 천안 국학원에서 모 대기업의 주요 간부진 100여 명을 모아놓고 처음으로 장생보법을 전수하는 자리였다. 강의의 성격상 이론보다는 실습이 많고, 가만히 앉아 있기보다는 일어섰다 앉았다 몸을 움직일 일이 많았다.

그때 유독 눈에 띄는 한 사람이 있었다. 그는 40대 중반으로 외형적으로는 근골이 아주 튼튼해 보이는 건강한 체형을 가진 남성이었다. 그런데 어찌 된 영문인지 자리에서 일어설 때마다 고통스러워하는 모습이 역력했다. 나중에 알고 보니, 워크숍에 오기 전날 허리 통증이 심해서 병원에 입원을 했다고 털어놓았다.

워크숍 당일도 상태가 좋지 않아서 아침에 방바닥을 짚고 일어서는 데 족히 15분은 걸렸다는 것이다. 누가 면도칼로 등 뒤를 긋는 것처럼 아프고 식은 땀이 나서 거의 기다시피 일어났고, 혼자 차에 오르는 것도 쉽지 않아서 옆에 부축할 직원 두 사람을 대동했다고 한다. 누가 봐도 저렇게 불편한 몸을 이끌고 어떻게 여기까지 왔을까 놀라울 따름이었다.

아마 허리디스크나 요통을 앓아본 사람들은 알 것이다. 스트레스를 받으면 제일 먼저 허리부터 신호가 오고, 그렇게 통증이 시작되면 한 달 이상은 고생을 한다. 허리 둘레는 마치 콘크리트를 발라놓은 것처럼 딱딱해져서 조금만 힘을 줘도 온몸으로 찌릿찌릿 통증이 전이되고 하늘이 노래진다.

허리를 제대로 펴지 못하니 걷는 자세도 엉거주춤하다. 또 그 자세로 계속 걷다 보면 골반이 틀어지고 나중에는 기혈 순환이 제대로 되지 않아 피로가 계속 누적되는 악순환이 계속된다. 나는 1박 2일 장생보법 워크숍을 마치고 따로 그를 불렀다. 상태가 어떤지 확인해 보고 싶었던 것이다.

그가 들어서자 나는 깜짝 놀랐다. 전날과는 사뭇 달랐다. 허리를 쭉 펴고 걸어오는데 자세도 많이 안정돼 있고, 안색도 훨씬 좋아보였다. 강의가 만족스러웠는지 묻자, 그가 웃으면서 말했다.

"거참, 신기한 일이에요. 몸의 중심이 발바닥으로 내려가니까 허리가 한결 편안해졌어요. 보세요. 어제만 해도 이렇게 걷는 건 상상도 못했어요."

그는 마냥 신기한 듯 말을 이어갔다.

"처음에는 허리가 아파서 걷는 게 불편했는데 그래도 계속 걸었어요. 발바닥 용천과 발가락에 힘을 주고 무릎을 스치면서 걸으라고 하실 때 뭔가 느낌이 왔어요. 또 발가락을 뗄 때마다 바닥을 움켜쥐듯이 하라는 말씀에 그렇게 힘을 줬더니 진짜 거짓말같이 허리가 풀리면서 자세가 바로잡혔어요."

그날의 체험이 강렬했던지 그는 두 달이 가까워지는 지금까지 나한테 본인이 어떻게 변하고 있고, 장생보법이 얼마나 좋은지에 대한 감사 편지를 보내온다. 요즘도 오래 앉아 있으면 허리가 아픈데 틈만 나면 사무실을 장생보법으로 걸어 다닌단다. 그렇게 걷고 나면 허리가 한결 좋아지고 다시 일을 할 수 있다는 것이다.

주변에서 만나는 사람들마다 "얼굴이 좋아 보여요, 뱃살이 빠지셨네요" 하고 인사를 한다며, 실제 체중은 그대로인데 자세가 교정되면서 몸이 탄탄해진 것 같다고 좋아했다. 또 최근에는 발가락에 힘을 주는 방법을 칠순 노모에게 전수했는데 아주 만족해 하셨다며 근황을 전해왔다.

이런 소식은 나로서도 참으로 반갑다. 장생보법은 너무나 쉽고 간단한 걸음걸이다. 그래서 장생보법을 처음 소개하면 다들 겉으로는 따라하면서도 속으로는 '저게 무슨 효과가 있을까' 의구심부터 가진다. 하지만 체험을 해본 사람들은 안다. 그들은 그동안 자기 나름대로 해오던 건강법을 다 버리고 장생보법만 줄기차게 매달릴 만큼 골수팬이 된다. 아주 단시간 내에 조금씩 걸어주는 것만으로도 놀라운 효과를 볼 수 있기 때문이다.

일반적으로 사람들은 피곤하고 아프면 누워야 한다고 생각한다. 하지만 그것은 바람직하지 않다. 누우면 누울수록 몸이 약해진다. 주말에 잠을 충분히 잤는데도 몸이 찌뿌드드한 경험들을 했을 것이다. 기의 소통이 제대로 안 되는 상황에서 가만히 누워 있었기 때문이다. 자고 일어나면 당연히 온몸이 축축 늘어지고 활력이 떨어진다. 정 눕고 싶을 때는 장생보법으로 5분 정도 가볍게 걷고 나서 기혈 순환을 원활하게 해준 다음에 누워야 한다. 그래야 숙면을 취하고 개운하게 일어날 수 있다.

나는 장생보법이 속도와 경쟁 위주로 바쁘게 돌아가는 현대인들에게는 안성맞춤이라고 생각한다. 한시도 느긋하게 마음을 놓을 틈이 없는 그들에게 잠시라도 긴장 상태를 늦춰주고 몸이 가진 자연치유력을 체험할 수 있도록 고안된 것이 장생보법이다.

피곤할 때는 잠시 자리에서 일어나서 용천과 발가락에 힘을 주고 장생보법을 해보라. 웅크린 자세를 펴고 발바닥을 꽉꽉 누르면서 걷다 보면 뇌로 가는 산소와 혈액이 눈에 띄게 늘어난다. 채 10분이 지나지 않아 몸이 가벼워지고 머리가 맑아지는 것을 느낄 수 있다면 그 이상의 보약이 또 어디 있으랴.

걸음걸이도 배워야 하나

장생보법 체험담을 들어보면 한결같이 하는 소리가 있다.

'걸음걸이가 이렇게 중요한 줄 몰랐다'

'걷는 게 너무 재미있고 신난다'

'팔다리에 힘이 붙었는지 왕복 13시간을 운전했는데도 끄떡없다'

'어딜 다녀오면 항상 누울 자리부터 찾았는데 요즘은 피곤하지가 않다'

'두 다리와 발의 묵직한 통증이 사라지고 가벼워졌다'

'불면증으로 3년을 고생했는데 숙면을 취할 수 있게 됐다'

'내 몸을 위해 뭔가 하고 있다는 안도감이 생긴다'

'갱년기 우울증으로 무기력했는데 다시 젊은 시절로 돌아간 기분이다'

'요즘은 신문도 걸으면서 읽는다, 이제는 앉기가 싫다'

'군살이 빠지고 근육도 탄탄해지고 무엇보다 자신감이 생겼다'

'항상 불안하고 긴장을 잘 하는 체질인데 마음이 많이 편안해졌다'
'혈색이 좋아지고 몸이 가벼워진 느낌이 든다'
'사람들 걷는 모습만 눈에 들어온다, 장생보법을 가르쳐주고 싶다'
'군대에서 제식훈련 때 걸음걸이를 배우고는 처음이다. 군인 걸음은 훈련소를 빠져나가는 순간 반납하지만 장생보법은 발에 익으면 떼려야 뗄 수 없는 마력이 있다'

이처럼 장생보법의 효과를 체험한 사람들은 스스로 장생보법 전도사가 된다. 또 그들은 자신의 체험을 바탕으로 가족들과 주변 동료들을 직접 가르친다.

처음에 걸음걸이를 가르쳐주겠다고 하면, 개중에는 "아니, 내가 편한 대로 걸으면 되지, 걷는 것도 배워야 하나?" 하고 시큰둥한 반응을 보이는 이도 있다. 그러나 그들 역시 나중에는 "좋은 건 배워야 한다"는 쪽으로 돌아선다. 모 신문사의 기자가 딱 그랬다.

"내가 갓난아이도 아니고, 지금까지 잘 걸어왔는데, 나이 오십에 걸음걸이를 다시 배워야 한다는 게 영 내키지 않았다."

이렇게 말했던 그가, 그의 말마따나 오십이 다 되어 새로운 걸음걸이를 배웠다. 그것도 갓난아이가 걸음마를 배울 때처럼 이리저리 오가며 열심히 배웠다.

"지도하는 분의 말씀대로 몸을 앞으로 살짝 굽히고 발 앞쪽에 체중을 실어 용천을 자극했어요. 그랬더니 진짜 발바닥이 뜨거워지면서 허리가 쭉 펴지고 시원해지더군요. 평상시 기체조를 할 때는 10분 이상은 수련을 해야 느끼는 기분인데 단번에 느낌이 왔어요. 수련이 끝나고 나서 가만히 내 몸을 느껴보니, 아랫배 단전은 뜨겁고 몸은 너무 가벼워져서 그날 처음으로 '날아갈 듯 가볍다'는 게 뭔지를 체험했습니다."

우리는 대부분 별 생각 없이 그냥 걷는다. 자신의 걸음에 별 관심도 없다. 각자 자기 편한 방식대로 걸어도 누가 뭐라고 하는 사람은 없다. 학교에서 특별히 걸음걸이를 배운 적도 없고, 발바닥까지 신경 쓸 여유도 없었을 것이다.

하지만 무의식적으로 행하고 있는 이 '걸음'을 어떻게 걷느냐에 따라 삶의 질이 달라진다. 매일 똑같이 걷는 걸음이지만 '단순히 이동 수단으로 생각할 것이냐, 아니면 건강 수단으로 생각할 것이냐'에 따라 행동이 달라지고 성격이 달라지고 인생이 달라진다.

똑같은 걸음도 '나는 걸으면서 운동을 하겠다'고 마음을 먹으면 그냥 걸을 때보다 발바닥에 힘도 더 들어가고, 팔도 경쾌하게 흔들게 된다. 하지만 별 생각 없이 그냥 걸을 때는 습관대로 대충 걷게 된다.

걸음은 '이동 수단'도 되지만 '장생을 위한 건강 수단'으로, '행복을 창조하는 기쁨의 수단'으로 삼을 수도 있다. 생각하기에 따라서 걷기는 소극적인 움직임이 될 수도 있고, 적극적인 운동법이 될 수도 있다. 그렇다면 이 곳에서 저 곳으로, 이 사람에서 저 사람으로 사이사이를 연결하는 이동 수단에 그칠 것이 아니라 행복한 삶을 가꾸는 건강 수단으로 한 걸음 한 걸음 보약을 먹듯이 걸어보는 것은 어떤가.

걸음걸이는 생명의 나이와 연결되어 있다. 걸음걸이를 30대로 찾아주면 30대가 된다. 나이가 들어서 근육이 늘어지고 뭉치면 골격이 틀어지고 걸음걸이가 달라진다. 대부분 나이 오십이 넘어가면 등 뒤쪽 명문혈이 뒤로 빠져서 자세가 구부정하게 변한다. 또 다리에 있는 근육과 인대가 늘어나면서 무릎도 쫙 펴지지 않고 걸음걸이는 어정쩡한 팔자걸음이 된다.

무릎이 약해지면 걸을 때 몸의 중심이 발바닥에서 허리로 올라온다. 또 허리가 약해지면 나중에는 어깨까지 올라간다. 마치 아기 때는 호흡을 아랫배로 하다가 어른이 되어서는 가슴으로 하고, 죽을 때는 목에까지 차 숨이 넘어가는 것처럼 걸음걸이와 호흡은 닮은 점이 많다.

　장생보법은 가장 순수하고 건강했던 어린 아이의 걸음걸이로 돌아가는 것이다. 원기 왕성한 아이들은 넘어질 듯 몸이 앞으로 쏠린 채, 발 앞쪽에 힘을 주어서 팍팍 내딛는다. 뒷짐을 지고 무게 잡고 걷는 걸음이 아니라 앞을 향해 진취적으로 나아가는 활기찬 걸음이다. 늙은 걸음을 젊은 걸음으로 되돌려놓기 위해서는 걸음걸이도 훈련이 필요하다.

일이 막힐 때는 무조건 걸어라

뭔가 잘 하려고 하면 할수록 안 될 때가 있다. 이럴 때는 계속 앉아 있지 말고 용천과 발가락에 힘을 주고 장생보법으로 천천히 걸어보는 것이 좋다. 사람들은 일이 뜻대로 안 될 때 자동적으로 그 이유를 자신이 처한 환경이나 남의 탓으로 돌리는 습관이 있다. 하지만 그것으로는 근본적인 문제 해결이 안 된다.

어느 날, 한 제자가 나를 찾아와 자신이 처한 힘든 사연을 털어놓았다. 일이 뜻대로 안 되고, 몸도 아프고, 마음은 답답하니 뭔가 확실한 처방을 구하러 온 것이다. 나는 한참 이야기를 들어주고는 이렇게 호통을 쳤다.

"이놈아, 걸음이나 제대로 걸어라!"

무슨 선문답이냐고? 아니다. 진짜 걷기만 잘해도 많은 문제가 저절로 해결된다.

일이 잘 풀리지 않을 때는 뇌에서 생각이 많아지고 복잡해진다. 뇌 속에 복잡한 회로가 생겨나서 얽히고 설키며, 회로의 곳곳에서 충돌이 생기고 싸움이 번진다. 그뿐인가. 번뇌와 집착도 많아진다. 평소에는 하루면 충분히 해결될 문제들을 며칠씩 시간을 끌며 고민한다.

사소한 일에도 마음에 상처를 입어서 헛된 자존심을 지키려다 낭패를 보기도 한다. 이렇게 아무것도 아닌 생각에 집착하다 보면 정작 중요한 일들은 그냥 넘기기 일쑤이고, 정리할 일들은 때를 놓치기 십상이다. 순간적인 판단력이 흐려지고 현실에 충실하기보다는 떠나간 지난날 생각에, 혹은 닥치지도 않은 미래에 대한 두려움에 절호의 기회를 놓친다.

모든 문제는 기운이 허하고 에너지가 빠져서 생긴다고 보면 된다. 그래서 걷기나 호흡을 통해 일상생활에서 에너지를 모으는 것이 중요하다. 자기 안에 힘이 생기면 근심 걱정은 절로 떨어져 나간다. 설사 해결하지 못한 문제가 있다고 해도 그것을 극복할 수 있는 자신감이 생긴다.

가장 어리석은 사람이 고민거리가 있을 때 그걸 붙들고 늘어지는 사람이다. 학생들이 시험을 칠 때도 어려운 문제에 시간을 낭비하다 보면 뒤에 나오는 쉬운 문제를 풀지 못하고 아까운 시간을 허비하게 된다. 설사 어려운 문제가 있다고 하더라도 어려운 문제는 제쳐놓고 쉬운 문제부터 풀다 보면 뜻밖에 어려웠던 문제도 쉽게 풀리는데 말이다.

생각은 절대 생각을 이길 수가 없다. 꼬리에 꼬리를 물고 이어지는 잡생각으로 에너지를 소모해서는 안 된다. 제멋대로 떠오르는 생각은 그것이 일어나는 것을 그대로 관조함으로써 가라앉기를 기다리는 수밖에 없다. 또 이럴 때야말로 장생보법의 위력을 시험해볼 수 있다. 발바닥 용천에 의식을 집중해 천천히 걷다 보면 얼마 지나지 않아 머리에서 와글와글하던 생각들이 발바닥으로 툭 떨어지고 머리는 푸른 하늘이 내려앉은 것처럼 시원하고 상쾌해진다.

삶에서 부딪히는 크고 작은 문제에 맞서는 최고의 방법이 무엇인가? 그것은 잡념이 생기지 않는 몸을 만드는 것이다. 항상 목표 의식이 뚜렷하고 에너지가 충만한 상태가 되면 허황된 갈망이나 잡생각이 일어나지 않는다. 가만히 생각해보라. 운동을 하고 나서 기분이 나빴던 적이 있는가? 몸은 날아갈 듯 가볍고, 기분은 상쾌하고, 에너지는 차고 넘치는데 무엇이 문제인가? 내 몸의 상태가 좋을 때는 어떤 문제도 더 이상 문제로 느껴지지 않는다.

일이 막힐 때는 무조건 걸어라. 걷다 보면 불필요한 생각은 저절로 떨어져나간다. 누군가에게 답을 구하지 않아도 스스로 답을 알게 된다. 신선한 에너지가 몸 구석구석까지 막힘 없이 흐르기 시작하면 의식은 명료해지고 사고는 단순해진다. 그래서 중요한 것과 중요하지 않은 것이 자연스럽게 나눠진다. 순간적인 판단력과 직관력이 발달하고 행동도 진취적으로 바뀐다.

기혈 순환이 잘 되면 다른 생활 습관도 자신에게 좋은 쪽으로 바뀌게 된다. 생활 속에서 걷는 습관을 들이는 것만큼 좋은 것도 없다. 좋은 습관이 복을 부르고 좋은 습관이 행복한 인생을 만든다. 걷기만 잘 해도 운이 좋아지는 것이다.

걸음걸이를 바꾸면
성격이 바뀌고 운명이 바뀐다

초기 단학선원이 막 생기던 시절 이야기다. 어느 날, 중년의 한 사업가가 방문했다. 단학수련이 자신한테 효과가 있는지 얼마간 체험을 해보고, 좋으면 그때 가서 돈을 지불하고 정식으로 배우겠다고 했다. 좀 유별난 제안이었지만 그 청을 들어줬다. 한 일주일쯤 지났을까. 그가 수련을 시작하겠다는 뜻을 밝혀왔다. 나는 반가운 마음에 절차대로 입회원서를 건네주었다. 기본적인 인적 사항을 작성하면 정식 회원으로 접수되는 것이다. 그런데 그가 당혹스러워 하면서 꼭 기록을 해야 되냐고 물었다. "그렇다"고 했더니, 안색이 변했다. 사연인즉 그는 글을 잘 몰랐던 것이다. 그러니까 그는 한글을 깨치지 못했을 만큼 정식 교육을 전혀 받지 않은 '무공해 인간'이었다.

나는 속으로 그가 어떻게 사업을 하는지 무척 궁금했다. 글자가 빡빡한 수많은 서류들을 어떻게 검토하고 계약은 또 어떻게 체결하는지, 직원들의 이력서는 어떻게 확인하는지 등등. 그래서 물어보았더니 간단한 대답이 들려왔다. "걷는 걸 보면 안다"는 것이다.

가령 직원이 중요한 사업 계획서를 들고 오면 "그냥 책상 위에 두고 가!"라고 한 마디 한 뒤에 걸어가는 뒷모습을 무심히 지켜본단다. 투자를 할 것인지, 말 것인지 그 사람이 걷는 모습을 통해 힌트를 얻는다고 했다. 글이나 말로는 사기를 칠 수 있지만 걸음걸이는 절대 속이지 못한다는 것이 그의 지론이었다.

그는 사업가들 사이에서는 현금을 가장 많이 보유한 사람으로 유명하다. 나는 그가 어떻게 사업가로 대성할 수 있었는지 짐작할 수 있었다. 그는 글이나 말에 매이지 않는 대신 온몸의 감각을 이용해 자신만의 직관력을 개발할 수 있었던 것이다.

사실 걸음걸이만큼 그 사람의 상태를 정직하게 알려주는 정보도 없다. 옷으로 아무리 몸을 감싸도 감춰지지 않는 것이 걸음걸이다. 기분이 좋은 날은 날아갈 듯 사뿐사뿐 걷고, 우울한 날은 천근만근 무거운 걸음을 걷지 않는가. 현재 자신의 기분이나 감정을 가장 거짓 없이 드러내는 것이 걸음걸이다.

걷는 모습만 봐도 그 사람의 성품이나 기질, 그리고 건강 상태를 짐작할 수 있다. 어떤 마음 자세와 사고방식을 가지고 있는지 걸음걸이가 대신 말해준다. 여유롭고 낙천적인 사람은 어깨를 펴고 느긋하게 걷는 반면 걱정이 많고 불안한 사람은 어깨를 구부정하게 하고 종종걸음을 걷는다. 또 시험에서 떨어진 사람은 어딘지 모르게 어깨가 움츠러들고 걸음걸이도 터벅터벅 힘이 없다. 반면 꿈이 있는 사람의 걸음걸이는 항상 힘차고 당당하다.

  육영수 여사가 박정희 전 대통령과 처음 대면을 하고 난 후, 구두를 신고 돌아가는 모습이 하도 든든하고 믿음직하여 결혼하게 되었노라고 고백한 일화가 있다.

  이처럼 걸음걸이가 바르면 상대에게 좋은 인상을 심어준다. 대기업에서는 면접을 볼 때 응시자들의 걸음걸이를 살핀다고 한다. 만약 당신이 성공을 꿈꾸는 직장인이라면 어깨를 펴고 척추를 세워 당당하게 걸어보라. 누가 봐도 목표 의식이 분명하고 추진력이 있어 무엇이든 이뤄낼 것 같은 가능성이 있는 사람으로 보일 것이다. 처음에는 남의 옷을 입은 것처럼 다소 어색한 감도 있을 것이다. 하지만 그런 힘찬 걸음걸이가 기질을 바꾸고 성격을 바꾸고 운명을 바꾸어 나중에는 진짜 그런 사람이 되는 것이다.

등줄기를 펴고 큰 보폭으로 힘차게 걷는 사람은 밝고 활발하여 자신감이 있는 이미지를 심어준다. 반대로 고개를 숙이고 짧은 보폭으로 걸으면 소심한 사람으로 비칠 수 있다.

우리는 걸음걸이를 바꿈으로써 자신의 기분이나 감정을 적극적으로 창조할 수 있다. 행복해서 웃는 게 아니라 웃다 보면 행복해진다는 말이 '걷기'에도 그대로 적용된다. 행복하고 싶다면 아주 행복한 느낌으로 걸어보라. 몸과 마음이 동의하면 기운은 저절로 따라오게 되어 있다.

한번쯤 자신이 연기자가 되었다고 생각하고 다음과 같이 걸어보라. 우선 고개를 떨구고 어깨를 축 늘어뜨린 채 터벅터벅 걷는다. 이렇게 5분만 몰입해서 걸어보라. 아무리 기분이 좋았던 사람도 시간이 지나면서 기분이 축축 가라앉는 것을 느낄 것이다. 반대로 고개를 살짝 들고 팔다리를 흔들면서 경쾌하게 걸어보라. 우울하고 싶어도 기분이 좋아지는 것을 어쩔 수 없을 것이다.

기분이 처질수록 당당하고 활기차게 걷다 보면 그 걸음걸이에 맞는 유쾌한 기운이 흘러나와서 나중에는 기분이 좋아진다. 마음을 쓰는 만큼 기운도 바뀌는 것이다.

자세가 바르면 시야가 넓어지고 더 잘 볼 수 있게 된다. 하지만 웅크린 자세에서는 시야가 좁아지고 제대로 볼 수가 없다. 긍정적인 상태에서 바라보는 세상과 부정적인 상태에서 바라보는 세상이 실제로 다른 것이다. 그렇다면 어떤 자세로 걸을 것인가.

기왕이면 바른 자세로 행복을 주는 걸음걸이를 선택하라. 설령 행복한 일이 손톱만큼도 없다고 해도 행복을 선택하라. 결국 그 선택이 당신의 인생을 행복하게 만들어줄 것이다.

나는 장생보법을 지도하면서 늘 이것을 강조한다. 당신은 건강을 원하는가? 그렇다면 건강하게 걸어라! 행복을 원하는가? 그렇다면 행복하게 걸어라! 평화를 원하는가? 그렇다면 평화롭게 걸어라! 모든 것은 당신이 선택하는 대로 이루어진다. 이 명백한 진리를 하루에도 몇 번씩 되새겨보라.

• 장생 건강법 •

걸음걸이를 보면 성격이 보인다

다음에 있는 걸음걸이 유형 중 당신은 어디에 속하는가? 걸음걸이 유형으로 당신의 성격을 알아보자.

1. 발끝을 바깥쪽으로 벌려 팔자걸음으로 걷는다
공격적이며 자기 과시욕이 강한 편이다. 잘못된 걸음걸이로 에너지 소모가 많아 감정이 쉽게 격해지고 의욕이 잘 꺾이며 인간적인 정에 약한 면도 있다.

2. 두리번거리면서 주위를 둘러보며 걷는다
의심이 많고 뚜렷한 신념이 없는 사람이다. 거짓말을 잘하는 편이며 현재 무엇인가 나쁜 짓을 하고 있거나 계획할 가능성이 많다.

3. 보폭이 넓으며 약간 구부정하게 걷는다
에고$_{ego}$가 강하고 자기 위용을 과시하며 야심가이다. 주위로부터 주목받지 못하면 마음의 상처를 쉽게 받는다.

4. 상체를 흔들면서 지그재그로 걷는다
정서가 불안하며 장마철 날씨처럼 변덕이 심하다. 자신감이 부족하고 어떤 일을 추진할 때 갈피를 잘 못 잡는다.

5. 천천히 느긋하게 걷는다
정서가 안정되어 있고 약간 권위 의식도 있다. 자신의 능력에 자신감이 있고 리더십도 있다. 몸집이 크고 뚱뚱한 사람이 많다.

6. 고개를 숙인 채 발뒤꿈치를 질질 끌면서 걷는다
생각은 깊지만 내성적이고 다소 신경질적인 편이다. 순진하고 정직한 면도 있으나 패기가 약하여 실패를 자주 한다.

7. 두 발끝을 안쪽으로 향하게 하여 안짱다리로 걷는다
매사에 자신감이 없고 비관적으로 생각하는 경향이 있다. 도전하기보다 방어하며 약간 소극적이다.

8. 보폭이 넓으며 걸음이 빠른 편이다
한 번 결정하면 끝까지 밀어붙이는 사람이다. 능력은 탁월하지만 자만심이 강해서 대인 관계에서 부딪히는 일이 잦다.

9. 등을 곧게 펴고 발바닥에 힘을 주어 11자로 경쾌하게 걷는다
매사에 자신감이 있고 냉랑하며 적극적인 사람이다. 최적의 긴장 상태이며 원만하고 건실한 성격으로 주변 사람들로부터 신뢰를 받는다.

장생보법으로 뇌에 불을 켜라

심생기心生氣, 즉 '마음이 가는 곳에 기운이 간다'는 말이 있다. 기는 우리의 의식을 따라 흐른다. 손에서 기가 느껴진다고 마음을 모으면 실제로 그렇게 되고, 아랫배 단전에 기가 축적된다는 상상을 하면 단전에 기가 모인다. 기는 지식이나 분석, 판단을 통해서가 아니라 의식을 집중함으로써 느낄 수 있다.

장생보법은 발바닥 용천을 지압하듯이 걷는 걸음이다. 이렇게 용천에 집중해서 걷다 보면 기운이 자연스럽게 발바닥으로 내려간다. 스트레스로 들뜬 화기火氣가 발바닥으로 내려가기 때문에 발바닥은 따뜻해지고 머리는 맑아지며 입에는 단침이 고인다. 또 이것이 습관이 되면 일상생활 중에도 의식이 항상 발에 가 있기 때문에 발은 따뜻하고 머리는 시원한 상태를 유지할 수 있다.

동서양을 막론하고 무병장수의 비결로 '머리는 시원하게, 발은 따뜻하게 보존하라'고 한다. 우리 몸에는 따뜻한 불의 에너지인 화기火氣와 차가운 물의 에너지인 수기水氣가 함께 흐르는데 몸의 균형이 깨지지 않고 조화로울 때는 수기는 위로 올라가 머리에 머물고, 화기는 아래로 내려가 아랫배에 머문다. 이러한 상태를 단학에서는 수승화강水昇火降이라고 한다. 수승화강의 원리는 자연과 사람 모두에게 적용되는 보편적인 원리로 이 상태에 있을 때 몸은 물론이고 우리의 뇌가 가장 최적의 상태에서 최고의 기능을 발휘할 수 있다. 새로운 기운과 활력이 솟을 뿐만 아니라 냉철한 판단력과 지혜가 샘솟고 마음이 안정되어 편안해진다.

현대인들이 앓고 있는 만성질환의 대부분은 기운이 역상하는 데 있다. 아랫배의 뜨거운 열기가 머리로 치솟는 것이다. 이 상태가 지속되면 정신 집중이 안 되고 심하면 머리가 깨질 것처럼 통증이 오기도 한다. 특히 몸을 움직이지 않고 머리를 많이 쓰는 연구직이나 정신 노동자들은 이미 머리로 기운이 떠 있기 때문에 더욱더 장생보법을 습관화해야 한다.

장생보법의 기본 자세는 다음과 같다. 편안하게 서서 몸을 1도 정도 앞으로 향하게 한다(180쪽 참조). 그런데 1도라고 하면 도대체 얼마

만큼 앞으로 향하라는 거냐며 난감해 하는 사람들이 있다. 1도라는 숫자가 중요한 것이 아니다. 숫자에 매이지 말고, 용천에 의식을 두고 발가락에 힘을 살짝 주면 우리 몸은 자연스럽게 '아주 살짝' 앞으로 기운다. 그 의미를 1도라고 표현한 것이다.

용천에 의식을 두고 발가락으로 땅을 움켜쥔다는 느낌으로 서면 발바닥 전체에 체중이 분산되면서 힘이 무릎과 고관절, 단전으로 올라가 몸의 중심이 잡힌다. 이어 가슴과 목, 정수리 백회로 기운이 연결되어 뇌에 자극을 준다.

  정수리에 있는 백회라는 혈자리는 코에서 위로 쭉 이은 선과 양귀를 위로 이은 선이 직각으로 교차하는 부분으로, 이곳을 누르면 머리가 시원해지고 기분이 좋아진다. 처음에는 마음속으로 용천에서 백회까지 하나로 연결된다는 느낌을 상상하면서 걸어보라. 꼭두각시 인형처럼 백회에 실이 연결되어 하늘에서 강하게 끌어당긴다고 의식하라.

  용천지압을 통해 발가락 끝까지 기운을 살리고 본래의 생명력을 회복할 때 우리는 인체의 자연 치유력을 극대화할 수 있다. 머리에서 발끝까지 수승화강이 이루어지면서 심장병, 고혈압 등 각종 성인병은 물론 우울증, 불면증 등 뚜렷한 해결책이 없는 심인성 질환들이 저절로 치유된다.

 장생보법이 일반 걸음과 다른 점은 가장 말단에 있는 발가락 끝까지 힘을 줌으로써 뇌를 활성화시킨다는 데 있다. 같은 발바닥이라고 하더라도 뇌로 전달되는 신경이 가장 밀집되어 있는 곳은 발가락이다. 발가락에 힘을 제대로 주기 위해서는 용천과 발가락을 함께 꽉 꽉 눌러줘야 한다. 용천湧泉은 동양의학에서 가장 중요시하는 경혈 중의 하나이다. 용천은 '샘물이 땅속에서 분출하듯이 인체에 있는 생명의 기가 샘처럼 솟아오른다' 는 뜻을 담고 있으며, 위치는 발바닥 길이를 3등분한 앞쪽 1/3이 되는 곳으로, 사람 인人자 모양으로 갈라진 곳에 있다.

 용천과 발가락을 얼마나 잘 눌러주느냐에 따라 뇌에 전달되는 파워가 달라진다. 마치 상대방과 악수를 할 때 손끝만 살짝 잡을 때와 완전히 잡을 때의 느낌이 다른 것과 같은 이치다. 뇌는 어설픈 악수나 어설픈 걸음을 좋아하지 않는다. 뇌에 불이 켜지도록 하려면 무엇이든지 확실히 해야 한다. 걸을 때마다 용천에 버튼이 달렸다고 생각하고 지압하듯 눌러보라. 발가락에 의식을 두고 용천을 자극할 때 그 압력이 뇌까지 전달된다.

 인간의 뇌가 발달한 요인 중 하나는 발가락 끝에 체중을 실어 산과 들을 뛰어다녔기 때문이다. 지금도 세계 각국의 장수촌들을 조사하면 언덕이 있는 곳이 많다. 언덕을 아침저녁으로 오르내리는 일은 발끝에 체중을 싣고 걷는 방법이 된다. 의사들이 많은 사람들에게 빠른 걸음으로 걷기를 권장하고 있는 것도 그렇게 함으로써 엄지발가락 주변으로 자연스럽게 체중이 실리고 또 이것이 뇌신경을 강하게 자극하기 때문이다.

걸을 때마다 발가락을 의식하면서 용천지압을 해보라. 시원한 기운이 머리로 쏟아지는 느낌이 들 것이다.

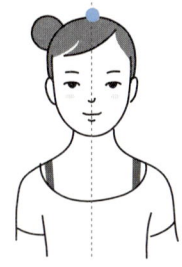

백회百會

양쪽 귀에서 똑바로 올라간 선과 미간의 중심에서 올라간 선이 교차하는 머리 꼭대기 지점이다. 백회는 백 가지 경락이 만난다는 뜻으로 그 감각이 회복되면 이곳으로 하늘의 기운이 들어온다고 해서 대천문大天門이라고도 한다.

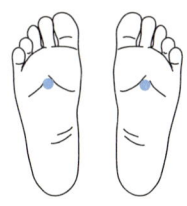

용천湧泉

'샘물이 땅속에서 분출하듯이 인체에 있는 생명의 기가 샘처럼 솟아오른다'는 뜻을 담고 있으며, 위치는 발바닥 길이를 3등분했을 때 앞쪽에서 1/3이 되는 곳으로 사람인人 자 모양으로 갈라진 곳에 있다.

백회·용천 혈자리 위치

21일간 새로운 습관을 만들라

처음에는 용천과 발가락에 의식을 온전히 집중하고 걷는 것이 쉽지 않다. 그럴 때는 자신이 장생보법으로 용천지압을 하고 있다는 것을 걸을 때마다 스스로에게 인식시켜주어야 한다. "용천지압! 용천지압!"을 되뇌면서 걸으라고 하는 것도 이 때문이다. 그렇게 주의를 기울이지 않으면 이내 예전의 걸음걸이로 돌아가게 된다.

잘못된 습관이나 자세는 하루아침에 바뀌지 않는다. 우리 뇌는 충분히 반복되어 시냅스가 형성되지 않은 것에는 저항을 일으킨다. 장생보법이 습관화될 때까지는 21일간 의식적인 노력을 기울여야 한다. 21일은 대뇌피질에 있던 생각이 뇌간까지 내려가는 데 걸리는 최소한의 시간이다. 생각이 뇌간까지 내려가면 그때부터는 심장이 시키지 않아도 뛰듯이 습관적으로 행하게 된다. 자동차 운전을 배울 때도 마찬가지다. 처음에는 굉장히 서툴지만 시간이 지나면 음악도

들고, 옆 사람과 대화도 나눌 수 있다. 장생보법도 처음에는 용천지압하랴, 발가락에 집중하랴 정신이 없겠지만 21일간 훈련을 하면 무의식적으로 걸어도 장생보법이 된다.

우리 조상들은 아이를 낳으면 삼칠일(21일) 동안 금줄을 쳐서 외부인의 출입을 통제하고 몸조리를 했다. 또 기도를 하면 꼭 21일간 정성을 들이는데, 이 기간 동안 부정한 기운과 액운을 쫓아 내면세계에 깨달음을 얻어 새롭게 탄생한다는 의미를 담고 있다. 이처럼 우리 문화 속에는 21일을 기준으로 하는 의식들이 많다. 깨달은 조상이 아니라면 새로운 습관이 만들어지는 데 21일이 걸린다는 것을 어떻게 알 수 있었을까.

장생보법으로 21일간 걸음걸이를 교정할 때는 평소에 걷는 속도보다 조금 더 늦추는 것이 좋다. 천천히 걷다 보면 자신의 걸음에 의식을 집중할 수 있다. 걸을 때 발은 똑바로 11자를 유지하고 용천과 발가락에 집중하도록 한다. 발이 땅에 닿는 것을 느끼고, 발을 움직이면서 다리 근육의 움직임과 숨이 들어오고 나가는 것을 느껴본다. 걸을 때마다 부딪혀오는 환경과 자신의 몸과 정신을 느껴본다. 집중하면 할수록 몸에 깃든 수많은 감각들이 살아난다. 그리고 몸의 감각에 집중하면 할수록 들끓는 생각과 감정은 조용히 침묵한다. 오직 느낌에 대해서만 뇌가 경청하는 것이다.

이렇게 한참 걷다 보면 발바닥 용천과 아랫배 단전, 가슴과 머리 끝 백회가 하나로 연결되는 것을 느낄 수 있다. 장생보법을 통해 우리는 몸을 전체적으로 느끼면서 걸을 수 있다.

용천과 발가락에 집중하면서 걷는 것에 익숙해지면 나중에는 걷기뿐만 아니라 다른 어떤 일에서도 집중력을 발휘할 수 있다. 집중력이 향상되면 '정신 차리기'가 습관화되는 것이다. 정신을 차리는 습관이 들면 보통 사람들이 스트레스를 받는 일에도 좀처럼 동요하지 않는다. 마음속에 스트레스가 생기는 메커니즘을 스스로 깨닫고 있기 때문에, 자신에 대한 상황 판단도 객관적이고 냉정하게 할 수 있게 된다. 똑같은 스트레스 상황에서도 스트레스가 오히려 몸에 적절한 자극으로 작용해 뇌에서 의욕적인 호르몬을 분비할 수 있는 것이다.

장생보법은 자신의 내면으로 향하는 또 다른 여행이다. 몸 따로 마음 따로가 아니라 몸과 마음과 정신을 완벽하게 하나로 일치시키면서 앞으로 나아가는 흥미로운 여행이다. 이러한 집중을 통해 몸의 어느 부분이 제일 약하고 좀 더 힘을 길러야 하는지 자각 능력이 생긴다. 또 한참 걷다 보면 다리에서 전에 느끼지 못하던 힘이 생기고, 어디든지 가보고 싶은 의욕과 자신감이 생긴다. 이렇게 힘이 생기고 여유가 생기면 모든 생활을 좀 더 생산적이고 창조적으로 할 수 있게 된다. 장생보법으로 좋은 습관을 들이면 나중에는 그 습관이 당신을 건강하고 행복하며 평화롭게 만들어줄 것이다.

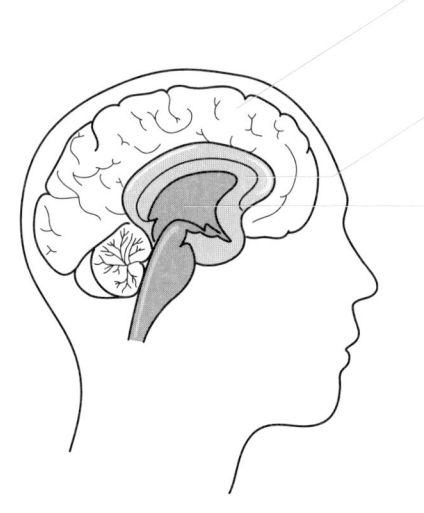

뇌의 3층 구조

발끝을 모으면 10년은 젊어진다

걷는 자세를 잘 보면 그 사람의 건강 상태를 알 수 있다.

몸이 약하거나 건강이 좋지 않은 사람들은 대부분 팔자(八)로 걷는다. 일명 양반걸음으로 불리는 팔자걸음은 에너지가 술술 새는 걸음걸이다. 발끝을 벌린 상태로 걷게 되므로 자연히 발뒤꿈치에 무게 중심이 실리고, 허리에 힘이 들어가게 된다. 이렇게 오래 걷다 보면 고관절이 틀어지고 디스크나 요통으로 근육이나 뼈에 무리를 가져와 몸의 형태가 변형된다.

또한 기운이 다니는 길인 경락이 막히기 때문에 혈액순환을 비롯해 뇌척수액의 흐름이 원활하게 이뤄지지 않는다. 이런 상태에서 오래 걸으면, 걸을수록 머리가 무겁고 피로해진다. 또 다리에 통증이 느껴지기도 하고 심할 경우에는 쥐가 나기도 한다.

그렇다면 가장 이상적인 걸음은 무엇인가? 대개 기력이 충만한 사람들은 양 발끝을 11자로 모아 양 무릎을 서로 스치듯 걷는다. 발끝을 모아주면 다리와 아랫배 단전에 힘이 들어가고 등이 곧게 펴진다. 척추가 바르게 서면 인체의 기혈 순환이 원활하게 이루어져 소화, 배설 능력이 좋아지는 것은 물론 뇌척수액의 흐름이 좋아져 머리가 맑아지고 두뇌 회전이 빨라진다.

선도 수련을 비롯해 단무도, 합기도, 태권도 등 오랫동안 몸 수련을 한 고수들은 평소에 걸을 때도 에너지가 흩어지지 않도록 기운 단속을 하면서 걷는다. 발끝을 11자로 모아 일직선으로 곧게 내딛는 것이다. 11자는 인체의 흐름, 즉 기의 흐름을 관장하는 걸음으로 장생보법의 가장 기본이 되는 걸음이다. 11자 걸음이 습관이 되면 무릎이 튼튼해지고 다리에 힘이 생길 뿐 아니라 일상생활에서도 피로를 덜 느끼게 된다. 바른 자세로 걷기 때문에 온몸에 무리가 없고 혈액순환이 잘 되므로 몸이 점점 가벼워지고 걷는 데도 자신감이 생긴다.

바른 걸음걸이는 사람을 아름답고 건강하게 만든다. 자기 관리를 철저히 한 사람은 일흔이 되어도 등허리가 곧고 걷는 자세가 반듯하다. 나이보다 젊어 보이는 사람, 나이가 들어도 열정과 패기가 넘치는 사람들은 한결같이 11자 걸음을 걷는다. 11자로 걸으면서 꼬리뼈를 살짝 말면 명문혈(배꼽에서 허리 뒤쪽으로 똑바로 통과한 지점)이 안으로 들어가서 선 자세는 물론 앉은 자세도 수직을 이루며 반듯하다. 허리가 곧으면 신장의 정기가 충만해 지칠 줄 모르고 원기 왕성하게 활동할 수 있다.

이제, 발을 11자로 똑바로 하고 천천히 걸어보라. 그리고 자신의 걸음에만 집중해보라. 11자로 발끝을 살짝 모아주기만 해도 다리와 아랫배 단전에 힘이 들어오는 것을 느낄 수 있다. 제대로 걸으면 걸을 때마다 기운이 쌓여서 건강해지는 것은 물론 늙어가는 것을 예방할 수 있다. 업무 중에 피곤하여 기운이 없을 때, 두통이 심할 때, 관절염 초기 증상일 때, 이럴 때는 발끝을 11자로 모으고 용천과 발가락을 꾹꾹 눌러주면서 걸어보라. 특별한 약물 처방 없이도 증상이 크게 호전되는 것을 느낄 수 있을 것이다.

꼬리뼈를 말고 걸어라

인체에서 골반은 위로는 척추를 받치고, 아래로는 두 다리와 연결되어 몸을 지지한다. 또한 소화기와 생식기의 일부를 보호하고 떠받쳐서 아래로 처지는 것을 방지한다. 그런데 정도 차이는 있지만 현대인의 대다수가 골반이 비틀어져 있다고 한다. 골반이 비틀리면 척추가 비틀리고, 요통이나 디스크, 좌골신경통, 어깨결림, 두통, 변비, 위장 장애, 요실금, 발기부전 등의 각종 질병을 유발한다. 모든 질병의 원인은 골반의 불균형에 있다고 해도 과언이 아니다.

골반은 크게 세 조각의 뼈로 맞물려 있다. 요추 5번이 끝나는 부분인 삼각형 모양의 선골(해부학적 명칭은 천골薦骨)이 있고, 선골 양 옆에는 코끼리 귀처럼 생긴 장골뼈가 있다. 또 선골 아래 끝 부분에는 미골尾骨이라고 부르는 꼬리뼈가 숨겨져 있다. 척수는 뇌에서 자극을 전달받거나 뇌로 자극을 전달하는 신경섬유로 머리 아래쪽부터 시작하여 꼬리뼈에서 끝난다.

　꼬리뼈를 중심으로 한 선골은 인체에서 생명 활동의 에너지인 정精을 간직하고 공급하는 단전 시스템을 가동시키는 가장 중요한 곳이다. 인체에서 중요한 곳이기 때문에 단단한 장골뼈가 보호하고 있다. 심장이 힘차게 펌프질을 하지 않으면 온몸에 골고루 피가 보내지지 않는 것처럼 선골과 꼬리뼈는 에너지의 심장에 해당하는 단전 시스템을 가동시키는 버튼과 같은 역할을 수행한다. 이곳의 에너지가 활성화되지 않으면 기운이 제대로 유통되지 못하고 힘을 잘 쓰지 못하게 된다.

　꼬리뼈를 말고 걷는 이유는 단전에 기운이 가장 잘 모일 수 있는 인체의 각도를 만들기 위해서다. 꼬리뼈를 말면 항문을 조이게 되고 항문을 조이면 자연스럽게 엉덩이를 치켜올리게 된다. 그때 자연스럽게 단전에 집중하게 된다. 꼬리뼈를 마는 요령은 먼저 선골을 곧게 세우는 것이다. 그렇게 자세를 잡아주다 보면 금세 몸이 더워지기 시작하고 단전에 열감을 느끼게 된다. 단전에 축기가 되는 느낌은 아랫배가 따뜻하고 뿌듯하고 든든해지는 등의 현상으로 나타난다.

　꼬리뼈를 말아주는 자세는 단전에 기운이 쌓일 뿐만 아니라 비뚤

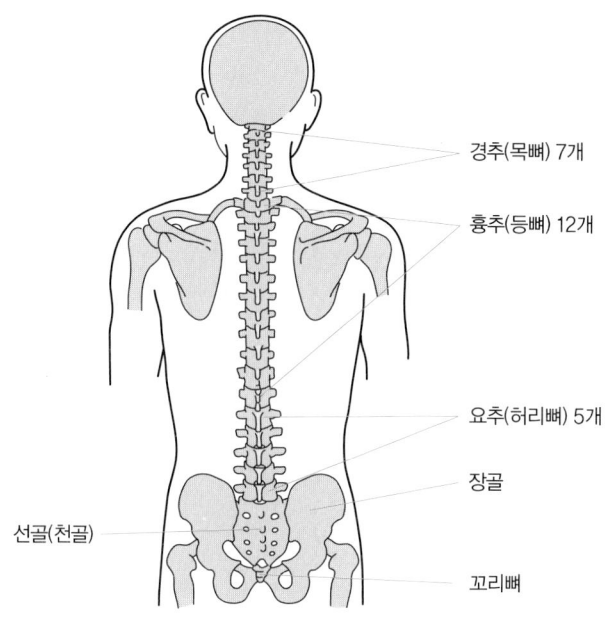

척추와 골반의 부위별 명칭

어진 척추가 제자리를 잡는 데에도 탁월한 효과가 있다. 대부분의 현대인은 책상 앞에 오래 앉아 있거나, 장시간 운전을 하거나 혹은 잘못된 생활 습관 등으로 인해 척추가 비뚤어진 사람이 많다. 당연히 이런 자세에서는 기운이 잘 흐를 수가 없다. 잘못된 자세로 인한 원인 외에 특히 스트레스를 받거나 긴장을 하면 어깨 근육이 위로 바짝 올라가기도 한다. 이런 일상이 지속되다 보면 어깨와 척추는 굳게 된다. 이때 척추의 제일 아랫부분인 꼬리뼈를 살짝 말아주면 척추가 제자리를 잡는다. 이때 근육이나 신경의 긴장 정도에 따라 충분히 가슴과 어깨를 풀어준 뒤 꼬리뼈를 마는 것이 효과를 극대화하는 데 도움이 된다. 일상에서 꼬리뼈를 종종 의식하고 생활하게 된다면 몸과 마음을 조절하는 일은 훨씬 쉬워질 것이다.

무술을 해본 사람들은 꼬리뼈를 어떻게 해야 몸에 힘이 붙는지를 안다. 실제 꼬리뼈를 마는 것과 말지 않는 것은 천지 차이가 난다. 꼬리뼈를 말지 않고는 힘을 모을 수가 없다. 무술에서 겨루기를 할 때, 엉덩이 자세를 보면 싸움에 승산이 있을지 없을지를 가늠할 수 있다. 기가 죽은 사람은 엉덩이부터 뒤로 뺀다. 꽁무니를 빼는 것은 겁을 먹고 뒤로 물러선다는 의미다. 그러나 자신감에 차 있는 사람은 결코 엉덩이가 뒤로 처지지 않는다. 오히려 앞으로 바짝 당겨져 있다. 이것은 눈에 보이지는 않지만 꼬리뼈를 말고 있는 자세다.

  서서 꼬리뼈를 마는 방법은 간단하다. 엉덩이를 앞으로 살짝 밀어 붙이기만 하면 된다. 꼬리뼈를 말면 항문이 조여지면서 순간적으로 압력을 받은 물줄기가 솟구치듯, 허리 뒷편에 있는 신장의 물 기운이 척추를 타고 올라가 머리 위에서 분수처럼 터진다. 물줄기가 전신을 뒤덮으며 쏟아져 내리면 뜨겁던 머리는 시원해지고 충혈된 눈도 맑아진다. 얼굴과 피부는 반짝반짝 윤기가 돌고 바짝 마른 입 안에 달콤한 침이 고이며 마음도 아주 평온해진다.

 서서 꼬리뼈를 마는 것이 어렵게 느껴지면 누워서 감을 잡아보는 것도 좋다. 등을 바닥에 대고 누웠을 때 엉덩이 때문에 바닥에 닿지 않고 뜬 허리 부위를 등뼈와 같이 바닥에 닿을 수 있도록 엉덩이를 살짝 당기는 것으로 감을 잡으면 된다. 꼬리뼈를 앞으로 당겨줌으로써 허리가 지면에 수평을 이루게 되는데, 이 자세를 취하면 자연히 아랫배 단전이 충실해지고 단전의 기운이 바깥으로 새어나가는 것을 방지할 수 있다. 특히 신장의 활동이 활성화되어 수기가 독맥을 타고 머리로 흘러들어가 전신에 골고루 퍼져 온몸을 부드럽고 유연하게 해주고, 치아와 근육, 골격도 견실하게 해준다.

 결국 꼬리뼈를 마는 이유는 단전을 강화함으로써 정을 충만하게 하고 뇌의 기능을 강화시켜 정신을 맑게 하기 위한 것이다. 또한 꼬리뼈를 말면 비틀어진 골반이 중심을 잡게 된다. 골반이 중심을 잡으면 척추가 바르게 되고, 골반 안의 소화기와 생식기 등 모든 장기들의 기능이 강화된다.

• 장생 건강법 •

꼬리뼈를 자극하면 뇌가 깨어난다

아프리카의 야생동물과 관련된 방송을 보고 어느 네티즌이 올린 흥미로운 글을 본 적이 있다. 척추동물의 꼬리뼈는 뇌의 기능과 밀접한 관계가 있음을 시사하는 내용인데 기억을 더듬어 옮겨보면 이렇다.

우연히 TV에서 자연 다큐멘터리를 보았는데, 기린 한 마리가 무리에서 벗어나 길을 헤매는 이야기였다. 원래 기린처럼 순한 동물들은 무리에서 이탈하는 순간 맹수들의 먹잇감이 되어 생존이 거의 불가능해진다고 한다. 그래서 야생동물 구조대는 무리에서 낙오된 기린 한 마리를 살리기 위해 기린 생포 작전에 들어갔다.

그들은 먼저 헬리콥터를 이용해서 기린이 있는 곳에 접근한 다음 마취 총을 쏘고, 마취된 기린을 다시 운반차에 실어서, 무리들이 있는 곳에 놓아주기로 했다. 그런데 예상하지 못한 문제가 생겼다. 기린의 몸무게가 800kg에 육박해 도저히 차로 옮길 수가 없었던 것이다. 더욱 문제가 된 것은 기린의 목이 길어서 마취 상태에서는 목이 꺾이고 휘어진다는 점이었다. 그렇게 되면 머리로 올라가는 동맥을 압박해 기린이 뇌사할 수도 있었다.

관리사들은 기린의 목이 꺾이지 않도록 머리를 치켜드는 등 별별 방법을 다 동원했다. 그만하면 깨어날 법도 한데 기린은 계속 마취 상태에서 헤어나질 못한 채 고개가 꺾이고 휘어져서 나중에는 생사를 다투는 지경에까지 이르렀다.

바로 그때 놀라운 광경이 펼쳐졌다. 십여 명의 관리사들이 기린의 꼬리를 붙잡고 힘껏 깨물자 기린이 마취에서 깨어나는 것이 아닌가. 기린은 목을 쫙 펴면서 머리를 쳐들고는 다리를 세워서 스스로 일어섰다. 물론 눈을 가렸기 때문에 다른 데로 도망치지는 않았다.

  기린은 구조대원들이 이끄는 대로 걸음을 옮겨 안전하게 무리들 품으로 돌아갈 수 있었다.

| 내가 해본 장생보법 3 |

나의 전성시대 박선자(44세), 방송 작가

나는 키가 큰 편이다. 171cm이니 지금도 큰 편에 속하고 내가 자랄 때는 무척 큰 키였다. 어린 시절 그리고 청소년기, 세상의 분위기는 지금처럼 키가 큰 것을 선호하지만은 않았다. 나는 항상 머쓱하고 뭔가가 어색한 느낌으로 걸어 다니곤 했다. 나보다 키가 작은 남자를 만나면 괜히 미안했고 버스에 타면 얼른 앉고 싶고 그랬다. 결정적인 것은 내가 고등학교 때 너무나 좋아했던 남자 선배가 했던 한마디였다. "나는 키 큰 여자가 싫다."

그렇잖아도 잔뜩 웅크리고 걷는 버릇이 들어있던 나의 어깨는 더욱 깊이 가슴을 조이며 위축되기 시작했다. 방송 작가라는 직업 덕분에 컴퓨터 앞에서 웅크린 어깨는 어느새 나의 일상이 되어 있었다.

단학수련을 시작하고 어깨와 가슴이 얼마나 아팠는지 모른다.

웅크린 어깨가 펴지고 짓눌린 가슴이 열리는 고통이었다. 둘째를 임신하고 키를 쟀는데 그전보다 2cm 정도가 자라 있었다. 나이 서른 넘어서도 키가 자란다고 신기해 했는데 지금 생각해보니 키가 자란 게 아니라 굽었던 몸이 펴지면서 2cm를 보태준 것 같다.

그동안 수많은 수련을 통해 나의 성장을 경험한 것만도 감사한데 지금 나는 또 한번 행복한 시간을 맞이하고 있다. 장생보법 덕분이다. 장생보법을 처음 알게 되었을 때 내 마음속에서는 "그래 바로 이거야!"라는 외침이 올라왔다. 평소에 일상의 사소한 습관이 사실은 아주 중요한 것들을 결정한다는 걸 자주 경험했고 그래서 중요하게 생각했던 것이 걸음걸이였다. 내 몸과 마음의 에너지 상태에 따라 걸음걸이가 완전히 달라진다는 것을 알고는 거꾸로 당당하게 걷는 것으로 에너지를 바꾸려고 노력하기도 했다. 혼자 하기에는 2% 부족한 뭔가가 장생보법으로 꽉 채워졌다.

장생보법은 아주 쉬우면서도 실용적이다. 장생보법을 배우고 난 다음부터는 집에서 전철역까지 마을버스를 타는 일이 거의 없다. 마침 계절도 좋아서 20분에서 25분 정도 걷는 그 시간이 더없이 행복하다. 처음에는 이런저런 잡념도 왔다 가고 걸음도 의식적으로 걷게 되지만 어느 사이 내 몸에 리듬이 생긴다. 리듬을 타고 춤

추듯 저절로 걸어지는 순간이 되면 그렇게 좋을 수가 없다. 그 걸음의 끝에 잠시 멈춰 서서 눈을 감고 내 몸을 느끼면 단전으로 후끈한 열감이 모이면서 에너지가 충만해지는 느낌이다.

한 달 넘게 장생보법을 하며 생각지도 않은 좋은 일들이 생겼다. 보는 사람마다 얼굴색이 좋아졌다고 한다. 나의 얼굴색은 너무나 통제 불능이고 예민해서 수시로 변하는데 내가 봐도 신기할 만큼 맑아진 톤을 꾸준히 유지하고 있다. 엄마 얼굴에 점수를 아주 짜게 매기는 아들 성운이조차 얼마 전에 이런 말을 툭 뱉는다. "다른 엄마들이랑 있으니까 왠지 엄마 얼굴이 동안이더라……." '왠지' 라는 단어가 좀 거슬리기는 하지만 어쨌든 푸하하 웃음이 나올 만큼 기분 좋은 칭찬이었다.

장생보법을 하면 나도 모르게 명상 상태가 된다. 주변의 풍경과 나의 삶을 돌아보며 감사함을 느끼게 된다. 어느 비 오는 밤, 가로등 불빛에 비친 나뭇가지가 얼마나 아름다운지 알게 된 것도 장생보법 덕분이다. 감사함으로 신나게 걷다 보면 그 다음에는 내 삶의 여러 가지 문제들이 저절로 체크될 때가 있다. 그리고 그 모든 문제를 긍정적으로 바라보게 된다는 것, 그게 장생보법의 선물이다. 당당한 에너지 속에 걷고 있으니 당연히 내 삶도 긍정적으로 바라보게 되는 것 같다. 지금 나는 작가로서 큰 슬럼프를 겪고 있는데 장생보법을 하며 내가 생각해도 놀랄 만큼 지혜롭게 긍정적으로 그 고비를 넘기고 있다. 이 위기를 넘기면 부쩍 커져 있을 내 자신이 오히려 설렐 때도 있다.

요즘 만나는 사람마다 장생보법을 권한다. 내가 쓰는 드라마에도 장생보법을 어떻게 등장시켜 소개할까 고민 중이다. 20대나 30대 그 어느 때보다 지금의 나는 건강하고 외모나 마음 상태도 훌륭하다. 더 많은 사람들이 장생보법으로 성큼성큼 걸으며 몸과 마음의 건강을 찾고 자신의 삶을 돌아보고 사랑하게 되기를.

| 내가 해본 장생보법 4 |

용천에 자극을 주면서 아이처럼 걸어라

이제헌(38세), 연구원

나는 대덕연구단지에서 이동통신 분야의 연구를 하고 있다. 올해로 12년째 들어가는데, 연구직에 있어선지 생각이 많고 머리가 좀 복잡하다. 논리적으로 해석이 안 되면 불편하고, 선입견과 의심이 많아서 정보를 섣불리 판단하는 일이 많았다. 지금 생각해보면 나의 뇌는 참 많이 굳어 있었다. 그런데 수련하면서부터 굳은 몸과 마음이 풀리고 뇌도 유연해졌다는 것을 느낀다. 실제로 연구 업무도 이전보다 더 창조적이고 긍정적으로 수행하게 되었다.

요즘은 새로 배운 '장생보법'으로 걷는 재미에 푹 빠졌다.

'용천에 자극을 주면서 아이처럼 걸어라!'

이 말이 가장 와닿았다. 어떻게 하면 용천에 자극을 줄 수 있을지 고민하다가 인터넷 쇼핑몰에서 지압용 신발 밑창을 하나 사서 운동화에 넣었다. 매일 자가용으로 출퇴근을 했는데 출근은 통근 버스로, 퇴근은 걸어서 하기로 했다. 걸으면 40~50분 정도 걸리는 거리지만 그 정도는 걸어야 운동 효과가 확실할 것 같았다.

첫날은 밤늦게까지 야근을 하고 퇴근하는 날이었다. 용천에 신경을 쓰면서 걷는데 도무지 속도가 안 나갔다. 슬금슬금 걷다가 오늘 밤까지 집에 도착할 수 있을지 염려가 됐다. 그래도 이왕 하는 거 끝까지 해보자는 생각에 가능한 한 모든 생각을 용천에 집중하며 걸었다.

천천히, 몸도 약간 앞으로 하고, 단전에 기운이 들어가는지 느끼면서 걸었다. 아, 그런데 정말 속도가 안 났다. 20여 분쯤 그렇게 걷고 나니 갑자기, '아이처럼 걸어라!' 라는 말이 떠올랐다.

'맞다, 아이들이 이렇게 슬금슬금 걷진 않지!'

그때부터 속도를 내서 경쾌하게 걷기 시작했다. 빠르고 경쾌하게 걸으니 기분도 좋아지고 단전에 따스한 기운이 감도는 게 느껴졌다. 신기하고 재미있어서 계속 집중하면서 걸었다. 가끔 오가는 차를 살피느라 용천에 집중하는 것을 잠시 잊기도 했지만 의식을 놓치지 않으려고 노력했다. 그래서인지 어느 순간부터 단전에 기운이 차오르면서 기분까지 좋아졌다. 어린아이처럼 마냥 신나게 걸어가는 기분, 특별히 기쁠 만한 일이 있는 건 아니지만 걸음걸이를 바꾸니 기운이 나고 기분이 좋아졌다.

지금 돌이켜보면 내 기분에 따라 발걸음도, 어깨의 모양새도 달랐다. 기운이 떨어지면 처지고, 느려지고, 뒤로 젖혀지고, 세상만사 다 귀찮아지고……. 결국 그런 자세로 인해 그 기분은 더욱 증폭되었고 나도 힘들었던 것 같다.

'용천에만 집중하고 아이처럼 걷는다'는 것을 체험하니 단전에 기운이 도는 것 말고도 더 많은 것을 자각하게 되었다. 장생보법은 나에게 건강의 열쇠뿐만 아니라 인생을 건강하고, 행복하고, 평화롭게 사는 데 중요한 지혜를 전해주고 있었다.

장생보법은 몸과 친해지는 방법이다.

몸과 놀고 몸과 친해지다 보면

우리는 몸이 가르쳐주는 새로운 지혜에 눈뜨게 된다.

자기가 가진 생명의 소중함도 알게 되고

그 생명을 가치 있게 사용하고 싶은 바람도 생긴다.

마음의 중심이 바로 서게 되는 것이다.

3장

걸음만 바꿔도
운명이 달라진다

정말 잘 걷고 싶은가

걷기는 두말할 나위 없이 사람을 건강하게 만든다. 물론 걷기가 최고 명약이 되기 위해서는 제대로 걸어야 하고, 신나게 걸어야 한다는 전제가 있다. 걷기가 아무리 좋다고 해도 싫어하는 사람을 억지로 끌고 갈 수는 없다.

실험을 해보면 억지로 하는 걷기는 운동 효과가 나타나는 것이 아니라 노동 후에 생기는 피로 물질이 쌓인다. 하지만 즐겁고 신나게 걸으면 뇌에서는 베타 엔도르핀이라는 호르몬이 나와서 기분이 좋아지는 것은 물론 스트레스로 인한 각종 정신 질환을 예방할 수 있다.

당신은 잘 걷는 편인가? 걷기를 좋아하는가? 만약 걷고 싶은데 걸을 시간이 없다고 느낀다면 스스로에게 다음과 같이 물어볼 필요가 있다.

'나는 정말 걷고 싶은가?'

황사가 짙게 깔린 날이나 매연이 가득한 도심에서는 당연히 걷고 싶은 마음이 안 생길 것이다. 하지만 그보다 더 본질적인 문제는 '걷기가 귀찮다'는 생각에 있다.

속도와 편리함에 길들여진 현대인들은 걷는 것 자체를 불편하고 고달프다고 생각한다. 차가 없으니 걷고, 주차할 곳이 마땅치 않아서 걷고, 식당이 멀어서 마지못해 걷는다. 마치 '얼마나 덜 걷느냐, 안 걷느냐'가 문화인의 척도인 것처럼 여겨진다.

그러나 자동차와 엘리베이터가 다리를 대신하고 컴퓨터가 손발이 돼 하루 종일 의자에 앉아 씨름하는 동안 우리 몸은 서서히 무너져가고 있다. 걸음 수가 현저히 줄어들면서 나이와 상관없이 다리와 무릎이 퇴화되고 몸 속의 장기들까지 기능이 약해져 예전에는 50~60대에 주로 나타나던 고혈압, 당뇨와 같은 성인병이 청소년과 어린이들한테서 발견되고 있는 실정이다.

우리나라 사람들의 1일 걸음 수에 대한 평균 통계를 보면 대중교통이 발달하기 전인 과거에는 3만 보를 걸었던 반면 최근에는 평균 걸음 수가 5천 보를 넘지 못한다고 한다. 잘 노는 아이들이 하루에 2만 6천 보, 앉아서 일하는 사무직 종사자와 학생들은 5백 보, 집안일을 하는 여성들은 3천 보, 대중교통을 이용해 출퇴근하는 회사원들이 5천 보, 자가용으로 출퇴근하는 회사원은 3천6백 보 정도라고 한다. 이것은 건강 전문가들이 건강에 필수라고 말하는 1만 보(보폭에 따라 약 8~9.6km)에 턱없이 부족한 양이다.

그렇다면 운동 부족을 해소할 다른 대안은 없는 걸까?

최근 의학 전문가들의 발표에 따르면 강도 높은 운동을 오래 하는 것보다 오히려 자주, 조금씩 움직이는 일상에서의 활동량 증가가 건강 관리에 훨씬 더 중요하고 효과적이라고 말한다.

비슷한 예로, 미국 달라스에 있는 구퍼 에어로빅연구소의 스티븐

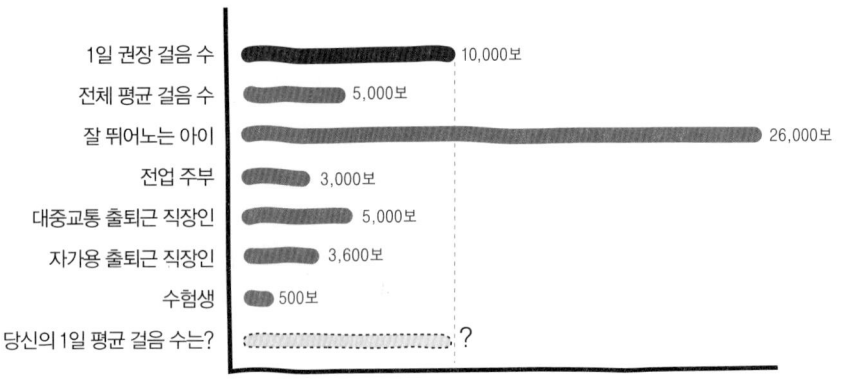

우리나라 사람들의 1일 걸음 수(성인 기준)

N.블레어는 2만5천 명이 넘는 남성과 7천 명 이상의 여성을 대상으로 운동의 가치를 확인하는 연구를 했다.

그 결과 일주일에 거의 하루도 빠지지 않고 매일 10분 동안 활기차게 걷는 걸음이 한 번에 30분씩 걷는 것만큼 건강에 효과적이라고 밝혀졌다.

운동을 한 시간의 양으로 운동의 질을 평가하는 시대는 지났다. 시간과 돈을 들여야 하는 집중적인 운동이 아니라도 생활 속에서 조금만 신경을 쓰면 자신의 건강을 챙길 수 있는 운동이 많다. 본래 가장 자연스러운 운동은 생활 속에서 자주 걷고 몸을 많이 움직여주는 활동들이다. 특별히 자신의 건강을 위하여 매일 장생보법으로 10분이라도 신나게 걸어보는 것이 어떤가.

용천과 발가락에 힘을 주며 걷는 장생보법은 보통 걸음의 3배 이상에 해당하는 운동 효과가 있다. 자신을 진정으로 아끼고 사랑한다면 자기 몸을 위한 좋은 습관 하나쯤은 가지고 있어야 한다. 장생보법은 몸이 좋아하는 가장 좋은 습관이 될 것이다. 그동안 너무 바빠서 규칙적으로 운동을 못했다면 지금부터는 장생보법을 익혀두고 생활 속에서 틈틈이 활용하도록 하자.

평상시 운동량을 늘리는 방법

- 엘리베이터 대신 계단으로 걷는다.
- 인터넷으로 장보기보다 가까운 시장을 이용한다.
- 움직일 일이 생기면 아이들이나 직원들에게 시키지 말고 스스로 한다.
- 아침 체조나 집안 청소 등을 하면서 가능한 한 많이 움직인다.
- 50분을 앉아 있었다면 10분은 제자리 걷기라도 한다.
- 자동차를 집에 두고 정류장까지 걸어서 대중교통을 이용한다.
- 약속 시간보다 여유 있게 출발해서 한 정거장 정도는 걷는다.
- 점심 식사는 10분 정도 걸을 수 있는 곳을 정한다.
- 저녁 식사 후 가족과 함께 산책을 한다.

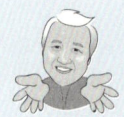

만보계 활용법 평상시의 활동량을 늘리는 자극제가 필요하다면 만보계萬步計를 착용하여 수시로 얼마나 걸었는지를 확인하는 것이 좋다. 만보계는 하의의 허리끈에 부착하는 작은 기구로 우리가 얼마나 걷는지 걸음 수를 측정해준다. 만보계는 복잡한 부가 장치가 달린 것보다 걸음 수와 거리만 표시해주는 것이 좋다. 만보계에 들어 있는 용수철은 수직 상태에 있을 때 움직임을 가장 잘 포착하므로 착용할 때는 반드시 수직을 유지하도록 한다.

• 장생 건강법

'집안일'이 나의 건강 비결

국내 최초의 공군 여자 비행사인 김경오(74세) 대한민국 항공회 총재는 칠순을 훨씬 넘긴 나이지만, 요즘도 매일 사무실에 출근해 왕성하게 활동한다. 그녀의 건강 비결은 바로 집안일. 김총재는 70여 평 가까운 집을 도우미도 없이 혼자 관리한다. 빨래도 세탁기 대신 손빨래로 직접 한다. 특별한 운동은 해본 적이 없지만, 혈압과 당수치 등이 모두 정상으로 나왔다.

집안일이 운동이 된 사연에 대해 김총재는, "헬스클럽을 끊어두면 성격상 거기를 가야겠다는 강박관념 때문에 굉장히 부담스럽고 갈 때도 있고 안 갈 때도 있지만, 집안일은 항상 내 집에서 내가 생활하면서 하는 거니까 부담이 없다"고 말한다.

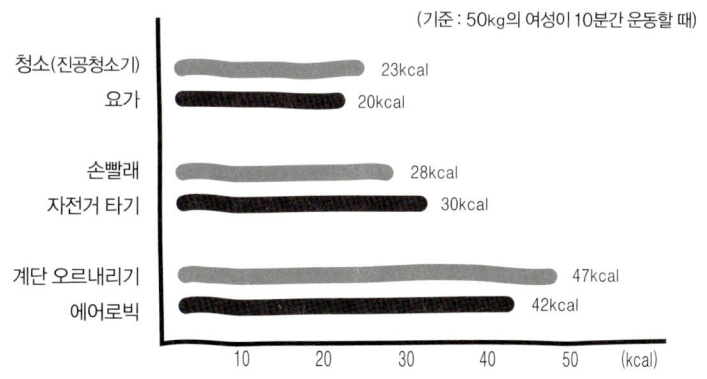

집안 일의 운동 효과 (출처 : SBS 8시 뉴스 '헬스 열풍의 허와 실을 짚어보다')

실제 실험 데이터를 보면 청소기로 집안 청소를 하면 같은 시간 동안 요가를 했을 때보다 더 많은 칼로리를 소비한 것으로 나타났다. 손빨래의 운동량은 야외에서 자전거를 탈 때와 거의 비슷하다. 계단을 걸어서 올라가는 것은 에어로빅보다 운동 효과가 더 크다.

　이처럼 최근에는 운동을 뜻하는 '엑서사이즈' 대신 '피지컬 액티비티', 즉 '신체 활동' 이라는 개념이 주목받고 있다. 그동안은 시간과 돈을 들여 하는 '운동'에 집착했다면 이제는 일상생활 속에서 꾸준히, 즐겁게 몸을 움직이는 작은 '활동'들이 건강을 지키는 자기만의 비법으로 떠오르고 있는 것이다.

생각을 바꾸면 건강이 보인다

건강한 습관을 위해서는 우선 '내 몸은 내가 아니라 내 것이다'라는 주인의식을 가지고 우리 몸의 장기들을 골고루 써야 한다. 심장만 일을 너무 많이 시킨다든지, 콩팥만 과도하게 사용한다든지, 간을 혹사한다든지, 위장에 지나친 부담을 준다든지 하면 몸의 조화가 깨지기 쉽다.

심장은 아직 쌩쌩한데 간이 무리를 해서 목숨이 위태로워졌다고 상상해보라. 심장이 얼마나 애통할 것인가. 나중에 평화롭게 숨을 거두고 싶다면 온몸의 장기들을 차별 없이 골고루 잘 써주는 것이 좋다. 이렇게 온몸을 골고루 쓰는 데 걷기처럼 좋은 운동이 없다.

걷기는 우리 몸을 구성하는 600개 이상의 근육과 그와 함께 움직이는 200여 개의 뼈를 모두 동원하는 온몸 운동이다. 특히 발바닥을 통해 몸 전체에 수없이 뻗은 신경을 자극하고 다리의 혈액순환과 물질대사를 활발하게 일으켜 하체의 근육을 단련시켜주는 데 중요한 역할을 하며, 노화와 관련된 근육인 간장근을 지속적으로 자극시켜 노화 예방을 돕는다.

우리 몸은 건강한 생활 습관을 통해서만 건강해질 수 있다. 값비싼 운동 기구나 각종 보양 식품만이 능사는 아니다. 정기적으로 운동하는 습관이 가장 중요하다. 간단하면서도 손쉽고 간편하게 할 수 있는 것은 생활 속에서 걸음 수를 늘리는 것이다.

계단보다 엘리베이터가 먼저 눈에 들어와도 절대 타성에 굴복해서는 안 된다. 엘리베이터를 보면 "내 운동 시간을 빼앗길 수는 없지!"하고 각오를 새롭게 다져라. 또 계단을 만나면 "아이쿠, 반갑다. 무료 헬스장이 나타났네!"하고 즐겁게 걸어보라. 규칙적으로 적당히 걷기만 해도 인체 면역력이 2배는 향상된다.

전화 한 통, 클릭 한 번이면 웬만한 일은 다 해결되는 편리한 세상이지만 발품을 아끼면 몸이 당장은 편안할 수 있지만 발품을 아낄수록 몸도 늙고 뇌 기능도 퇴화한다. 나이가 들어서도 지적인 능력을 갖춘 우아한 사람이 되고 싶다면 열심히 발품을 팔아야 한다.

걷기만 잘 해도 근육이 단련되고, 심장과 폐에 자극을 주어 운동 부족으로 나타나는 여러 가지 증상들을 예방할 수 있다.

하루를 시작할 때마다 오늘 하루도 어떻게 하면 걸음 수를 늘릴까 염두에 두고, 걸을 일이 생길 때는 절대 비켜가거나 양보하지 마라. 새로운 길을 나설 때도 '목적지까지 어떻게 하면 빨리 갈 수 있을까?' 지름길을 찾기보다 20분 일찍 나서서 좀 둘러가거나 버스 한 정거장 정도는 걸어가 보자. 그리고 잠자리에 들기 전에는 하루 동안 고생한 발에게 박수를 치듯이 발끝 부딪치기를 하면서 '고마워' 하고 감사의 말을 전해보자('발끝 부딪치기'를 모른다면 212쪽 참조).

맨발로 뇌와 대화를 나누며 걸어보자

거울에 비친 얼굴이 부쩍 지쳐 보이거나 주위 사람들에게 이유 없이 신경질이 날 때, 이때가 바로 마음의 휴식이 필요한 순간이다. 이럴 때는 철근이나 콘크리트 벽으로 이루어진 도시 공간을 잠시 벗어나 풀과 나무가 우거진 숲이나 가까운 산책로로 가보라. 자연은 마음을 쉬기에 더없이 좋은 곳이다. 자연은 아무 불평도 없이 우리의 몸과 마음에 낀 때를 씻어내 준다.

무언가에 쫓기듯 무의식적으로 달음질 치기를 멈추고 발걸음을 천천히 옮기며 달라지는 새로운 풍경과 나뭇잎 바스락거리는 소리, 청량하게 흐르는 바람 소리를 느껴보라. 온통 소리와 빛으로 가득 찬 자연은 하나의 거대한 생명이다. 무한한 충만함, 아늑함, 평온함, 어느새 당신의 온몸으로 이러한 느낌들이 가득 차오를 것이다.

장생보법을 하기 위해서 햇빛이 잘 비치는 산책로나 지대가 평평

한 곳에서 잠시 멈춰 선다. 날씨가 따뜻하다면 맨발로 걸어보는 것도 좋다. 두툼한 신발을 벗고 양말까지도 벗어버리자. 양말을 벗는 순간 근심 걱정도 함께 벗는다고 상상하라. 그러면 흙과 교감이 일어난다. 처음에는 발이 따끔거리고 아플 수도 있다. 발바닥이 아프고 자극이 심하다고 느껴지면 신발을 다시 신는다. 몇 분 간격으로 신고 벗기를 반복한다.

기혈이 모여 있는 발바닥이 자극을 받아 온몸의 혈액순환을 돕는다. 대지의 숨결이 발바닥을 통해 저릿저릿 느껴질 것이다. 호흡에 맞추어 힘을 빼고 자연스럽게 발을 뗀다. 얼굴엔 편안한 미소를 지으며 내가 발을 딛고 있는 땅, 지구와 하나가 되었다고 상상해본다.

온 신경을 발에 집중한다. 집중해서 걷는 동안 저절로 잡념이 없는 몰입의 상태에 머물 수 있다. 신발을 신고 걸을 때도 발바닥에 가만히 집중해보면 흙의 감촉이 생생하게 전해진다. 신발 바닥을 뚫고 전해지는 흙은 털이나 헝겊처럼 보드라우면서도 강한 생명력이 느껴진다.

걸으면서 마주치는 자연물에 마음을 열어둔다. 자신의 몸이 스펀지처럼 그것들을 빨아들인다고 생각한다. 머리로는 하늘의 푸른 기운이 쭉 빨려 들어오고, 온몸으로 나무의 기운, 풀 기운이 스민다.

몸은 생기로 가득 찬다. 시선은 서너 걸음 앞을 내다보고 코끝에 의식을 집중하여 정신이 흐트러지지 않게 한다. 보통 걸음에 맞춰서 호흡을 조절하는데 두 걸음에 한 번 들이쉬고 두 걸음에 한 번 내쉬든지, 혹은 세 걸음마다 숨을 들이쉬고 내쉰다.

이 방법대로 걸으면 아무리 오래 걸어도 피로를 느끼지 않는다. 등산할 때 활용하면 또 다른 산행의 묘미를 맛볼 수 있다. 마음속에 쌓인 스트레스나 생각들을 소리 내어 말해본다. 주위에 사람들이 없다면 큰 소리로 속이 후련해질 때까지 계속한다. 주위의 나무, 풀들에게 얘기하듯이 솔직하게 자신의 모든 것을 털어놓는다.

내가 왜 우울한지, 왜 기분이 나쁜지 원인을 알 수 없을 때 이 방법을 활용하면 원인과 해결책을 얻을 수 있다. 이렇게 말하기를 되풀이할수록 그 말들을 모두 듣고 있는 또 하나의 지혜로운 내가 있음을 발견하게 된다.

이렇게 10분 걷고 나면 속이 후련해지고 아랫배가 따뜻해지고 손발이 따뜻해진다. 몸은 가벼워지고 머리는 맑아진다. 천천히 걸으면서 기력을 보충했다면 속도를 내보는 것도 좋다. 속도를 바꾸면 기분이 달라진다. 빠른 걸음은 우울증과 분노를 없애고 다이어트에 효과가 있다는 연구 결과가 있다. 또 '얼마나 빠른 걸음으로 걸을 수 있는가, 30분 이상 걸을 수 있는가'가 하체의 운동 능력을 말해준다. 하체의 운동 능력이 떨어지면 지적인 생산 능력도 떨어진다. 다리를 움직이지 않으면 기혈 순환에 장애가 생기고 다리 근육과 심폐기능이 약해져 뇌로 가는 산소와 영양분이 부족해지기 때문이다. 그러나 이것은 장생보법으로 충분히 극복할 수 있다.

걸음아, 지친 뇌를 살려라

인체에서 이루어지는 여러 가지 작용 중에서 뇌에 가장 절대적인 영향을 미치는 것은 바로 호흡이다. 뇌가 활동하는 데는 산소가 반드시 필요하기 때문이다. 뇌는 호흡이나 심장 박동은 물론 운동이나 사고 등 인간의 모든 활동 영역을 관장하고 있기 때문에 무게는 비록 몸 전체의 2% 정도로 작지만 인체 중에서 에너지를 가장 많이 사용하는 부위이기도 하다.

뇌는 심장에서 나가는 피의 15%를 소비하고, 활동하지 않고 쉬기만 해도 호흡을 통해 들어오는 산소의 25% 가량을 소비한다. 따라서 뇌에 산소를 잘 공급하려면 피가 원활하게 돌도록 해야 한다. 만약 뇌에 혈액이 15초 정도만 공급되지 않아도 사람은 의식불명 상태에 빠지고, 4분간 중단되면 뇌세포는 되돌릴 수 없을 정도로 손상을 입는다.

하품이 나오거나 머리가 맑지 않다고 느끼는 것은 뇌세포가 활성화되지 않은 상태다. 이런 상태가 지속되면 집중력이 떨어지고, 의욕도 없어지고, 의식이 몽롱해진다.

그렇다면 지친 뇌를 어떻게 살릴 수 있을까?

우선 뇌에 산소가 충분히 공급되어야 한다. 또 뇌에 산소를 충분히 공급하려면 혈액순환이 원활해야 한다. 흔히 혈액순환을 좋게 하려면 심장이 제대로 기능을 잘 해주면 된다고 생각하지만 심장은 내 의지대로 움직일 수 없다. 그러나 제2의 심장이라고 하는 발은 내 의지대로 움직일 수 있다. 따라서 발을 움직이고 단련하여 심장의 움직임을 도와주면 전신의 혈액순환이 원활해지고, 산소 공급이 잘 되어 머리끝부터 발끝까지 건강을 유지할 수 있다.

걷기가 인류에게 주는 가장 큰 의의가 무엇인지 아는가? 바로 문명의 발달을 가져왔다는 점이다. 오직 인간만이 두 발로 땅을 딛고 머리로 하늘을 이고 걷고 있다. 동물과 가장 크게 구분되는 직립보행으로 인해 인간은 두뇌 용적을 끊임없이 늘려올 수 있었다.

네 발로 걷는 개의 뇌는 아무리 세월이 지나도 변하지 않는다. 그러나 4백만 년 전, 두 발로 걷기 시작한 인간은 400g이었던 뇌를

1,400g으로까지 진화시킬 수 있었다. 자신의 몸무게를 발끝에 두고 걷는 직립 보행을 통해 양손을 함께 사용하면서 비약적으로 발달한 것이다.

걷기 위해 한 발씩 떼고 놓는 것은 하나의 단순한 동작이지만, 이 짧은 시간 동안에도 뇌는 실로 복잡하고도 경이로운 일을 행하고 있다. 또 걷기는 겉으로 봤을 때는 분명 신체적 활동으로 여겨지지만, 실제로는 정신적인 수련 효과가 뛰어난 활동이다. 걷기를 통해서 몸이 건강해지는 것은 물론 정신적인 활력을 유지할 수 있다는 것이 걷기의 또 다른 매력이다.

가만히 앉아 있을 때보다 걸을 때 창의적이고 독창적인 아이디어도 잘 떠오른다. 지능검사를 해봐도 가만히 앉아서 생활하는 사람보다 걷기와 같은 유산소 운동을 하는 사람들이 더 좋은 성적을 거두는 것으로 밝혀졌다.

노동심리학에서는 일정 시간마다 5분 정도 휴식을 취하면 업무 능률의 저하를 막을 수 있다고 말한다. 일을 막 시작할 때는 우리 몸의 감각 기관이 흥분하면서 뇌에 신속하게 정보를 전달한다. 하지만 같은 작업이 계속되면 감각 기관은 전혀 흥분하지 않게 되고 뇌로 보내는 전기 신호도 약해진다. 결국 새로운 정보를 전달받지 못한 뇌는 신체 각부에 적절한 명령을 내릴 수 없게 되어 일의 능률이 떨어지고 실수가 잦아진다.

뇌를 잘 쓰고 싶다면 할 일이 태산같이 쌓였다고 해도 50분이 지나면 자리에서 일어나 5분이라도 걷는 것이 좋다. 오랜 시간 앉은 채로 모니터만 바라보고 있었다면 눈이 침침해지는 것은 물론 어깨나 등허리까지 통증이 올 것이다. 엉덩이를 무겁게 하고 몇 시간씩 가만히 앉아있는 것만큼 우리 뇌에 압박을 주는 것은 없다. 뇌를 잘 쓰고 싶다면 부지런히 팔다리를 움직여 기가 잘 흐르는 몸을 만들어야 한다. 기를 흐르게 하는 것은 목욕을 하거나 양치질을 하는 것처럼 뇌를 상쾌하게 만들고 두뇌 가동률을 높여준다.

다리가 바빠야 오래 산다

뇌를 포함한 우리 몸은 사용하지 않으면 그 기능을 잃어버린다. 일례로 한쪽 다리를 다쳐서 한동안 깁스를 했다가 풀어보면 다른 쪽 다리에 비해 훨씬 가늘어진 것을 알 수 있다. 깁스를 풀고 다시 정상적으로 다리를 쓰기 시작하면 원래의 크기대로 돌아오는데, 이것을 보면 실제 우리 몸은 사용함으로써 유지된다는 것을 알 수 있다.

이것보다 좀 더 구체적인 실험도 있다. 건장한 남성을 대상으로 3주간 꼼짝 않고 누워 지내게 한 뒤 근육이 어떻게 퇴화했는지를 조사했다. 그 결과, 팔 근육은 그대로인데 비해 다리 근육은 무려 15%나 가늘어졌다. 그리고 퇴화한 다리 근육을 다시 훈련시킨 결과 9주 만에 예전의 건강한 상태로 돌아왔다.

'다리가 바빠야 오래 산다'는 말도 있듯이 걷지 않으면 다리가 가장 먼저 퇴화한다는 사실이 과학적으로 증명된 셈이다. 본래의 근육을 회복하기 위해서 전혀 운동을 하지 않았던 과거에 비해 3배의 시간을 더 투자했다는 사실은 눈여겨볼 만하다. 이것은 평소에 몸을 자주 움직이는 생활 습관이 얼마나 중요한지를 반영하고 있다.

캐나다의 운동생리학자인 셰퍼드 박사는 '심장병에 걸릴 확률에 관한 흥미로운 연구'에서 버스 운전사는 차장보다 43%가, 우체국 사무원은 배달부보다 33%가 심장병에 더 많이 걸렸다고 발표했다. 자신의 건강을 위하여 아침에 우유를 받아먹는 사람보다 새벽에 일어나 아파트 계단을 오르내리며 우유를 배달하는 배달원이 더욱 건강하다.

다리는 활력의 원천이다. 인체의 활력은 근육을 얼마나 보유하고 있느냐에 달려 있는데, 다리에는 무려 인체 근육의 30%가 몰려있다. 또 운동 선수들은 40%를 웃돈다. 근육이 많을수록 원기가 왕성하다. 반대로 근육이 적을수록 쉽게 피로하고 기력이 떨어진다.

다리가 약해지면 더 움직여야 하는데도 불구하고 움직이는 것이 힘들고 성가시다는 생각부터 먼저 든다. 마음은 항상 몸이 편한 쪽을 선택하기 때문이다. 그러나 자리만 보전하고 있으면 근육은 점점 더 가늘어지고 힘을 잃게 된다. 오랫동안 운동 부족으로 다리의 노화가 급격하게 진행되면 나중에는 거동은 물론이고 앉거나 서는 것조차 힘들어진다.

 소중한 생명을 받아서 제대로 걷지도 못하고 꼼짝없이 누워있으면 얼마나 억울하겠는가.

 살아있다는 것은 움직이는 것이다. 움직이지 않는 것은 죽은 것이다. 두 발로 몸을 지탱할 수 있고, 원하는 곳은 어디든 갈 수 있는 튼튼한 다리가 있다는 것을 감사히 여기고 열심히 다리를 움직이자. 움직이면 움직일수록 다리 근육도 튼튼해지고 뇌도 발달한다.

노인들이 쉽게 골절상을 입는 것은 대부분 30~40대에 운동을 하지 않은 까닭이라고 한다. 계단을 조금만 올라가도 다리가 후들거리는 사람들은 나이 탓을 할 게 아니라 지금부터라도 다리 힘을 길러주는 훈련을 매일매일 해야 한다. 장생보법을 활용하면 따로 시간을 낼 필요도 없이 수시로 생활 공간을 이동하면서 다리 근육을 단련할 수 있다.

 실제로 운동을 할 목적으로 헬스클럽에 등록을 해놓고도 그곳에 가기가 귀찮아서, 혹은 다른 약속이 잡혀서 운동을 미루는 경우가 많지 않은가. 문제는 가야 하는데 못 가거나, 해야 하는데 못 할 때

받는 생활 스트레스가 더 심각하다는 것이다. 이렇게 돈 내고 병을 얻을 바에야 생활 속에서 활동량을 늘리는 편이 훨씬 더 현명하다.

생활 공간은 어차피 깨어 있는 동안 움직이는 곳인 만큼 마음만 먹으면 얼마든지 체력을 단련할 수 있다. 물론 마음만 먹으면 언제든지 할 수 있다는 것 때문에 늘 다음으로 미루는 사람들도 있다. 하지만 건강에는 '다음'이 없다. 주변에서 갑자기 쓰러지는 사람들의 이야기가 항상 남의 일이란 보장은 없는 것이다.

당뇨병, 심장병, 고혈압 등의 성인병에 걸리면 급격하게 뇌 기능이 떨어지는 것을 볼 수 있는데, 이것은 병 자체가 뇌에 미치는 영향보다는 생활 환경의 변화가 더 큰 이유이다. 병을 얻어서 자리를 보전하고 눕게 되면 외부와의 접촉이 단절되어 뇌에 전달되는 외부 자극이 줄고, 따라서 뇌 활동도 줄어들게 된다. 결국 이것이 뇌의 노화를 재촉하는 것이다.

쓰지 않으면 녹이 스는 것은 기계만이 아니다. 우리의 뇌도 사용하지 않으면 녹이 슬고 이끼가 끼어 퇴화하기 쉽다. 이것은 반대로 뇌도 관리만 잘 하면 오래도록 젊은이 못지않은 뇌 기능을 유지할 수 있다는 이야기가 된다.

하루 이틀 살고 말 게 아니라면 걸음만큼은 제대로 한번 걸어보

자. 걸음을 통해서 뇌를 건강하게 만들 수 있다. 다리에 힘이 붙고 자꾸 걷고 싶은 생각이 들 때까지 꾸준히 반복해보자. 꾸준히 반복하는 것만큼 강력한 힘은 없다. 무슨 일이든 한번 마음을 먹었으면 효과가 나타날 때까지 계속해야 한다.

• 장생 건강법 •

보약보다 나은 걷기 운동의 효과

1. 심장병을 예방한다
규칙적으로 걷기 운동을 하면 심장의 기능을 개선시켜 심장마비에 걸릴 위험성이 50% 가까이 낮아진다. 걷기는 지방을 연소하는 효과가 뛰어나고, 혈액순환을 원활하게 해 심장병을 예방하는 데 도움이 된다.

2. 골다공증을 예방한다
아무리 칼슘을 많이 섭취해도 근육을 사용하지 않으면 칼슘이 빠져나가 뼈가 약해지고, 심할 경우 골다공증이 생긴다. 특히 여성의 경우 폐경기 이후 골다공증이 생기기 쉬우므로 근육에 무리를 주지 않는 걷기 운동이 좋다. 꾸준히 하면 무릎 주변의 근육이 강화돼 관절염 증상에 도움이 될 뿐만 아니라 근육과 뼈를 강화시켜 70대에 골다공증에 걸릴 가능성이 30% 이상 낮아진다.

3. 혈액순환을 원활하게 해준다
걷기 운동을 하면 혈압을 내리는 도파민 호르몬이 증가하고 혈압을 올리는 카테콜라민 호르몬의 분비가 억제되어 혈액의 흐름이 원활해진다. 1주일에 20시간 정도 걷는 사람은 피가 엉겨서 생기는 뇌졸중 발생 확률이 걷지 않는 사람보다 40%가 낮아져 성인병 예방에 효과적이다.

4. 당뇨병을 예방한다
과식이나 운동 부족도 당뇨병의 원인이 된다. 하지만 적당한 정도의 혈당을 소비하면 고혈당의 상태가 되지 않는다. 매일 10분씩 활기차게 걸으면 당뇨병을 예방할 수 있고, 약물 처방보다 거의 2배의 효험이 있다.

5. 비만을 예방한다
복부의 지방을 줄이고자 하는 사람, 콜레스테롤이 걱정되는 사람은 격렬한 운동보다는 걷기와 같이 편한 운동을 장시간 계속하는 것이 효과적이다. 체중 1kg을 빼기 위해서는 7,000㎉ 정도를 소비해야 한다.

6. 혈압을 떨어뜨린다
고혈압을 개선하는 데는 걷기가 가장 좋다. 턱걸이, 팔굽혀펴기 등 한 순간에 힘을 쓰는 운동도 말초 혈관을 압축하므로 혈압이 올라간다. 혈압을 내리는 데 효과가 있는 것은 근육의 수축과 이완이 반복되는 걷기 운동이다.

7. 스트레스 해소에 도움이 된다
걷기를 하면 뇌에 적당한 자극을 주어 자율신경의 작용을 원활하게 하여 스트레스 해소에 도움을 준다. 베를린 자유대학의 스포츠 의학부에서는 '중증 우울증 환자에 대한 유산소운동 처방의 효과'라는 논문을 통해 걷기가 우울증 치료에 큰 효과가 있다는 사실을 밝혀냈다.

몸의 메시지를 읽어라

 살다 보면 어려울 때도 있고 힘들 때도 있다. 그러나 만사가 다 귀찮고 손가락 하나 까딱하기 싫을 때일수록 의지를 내서 몸을 일으켜 세워야 한다. 마음이 아플 때, 사는 게 무의미하게 느껴질 때, 앞이 캄캄해서 답이 안 보일 때는 걷는 것이 최고의 보약이다.
 몸을 움직여 힘차게 걷다 보면 나중에는 우리의 뇌가 스스로 알아서 고장 난 곳을 치유해준다. 화가 날 때 빨리 걸으면 화가 풀리는 것도 물리적으로 보면 뇌가 정상적으로 가동할 수 있는 산소와 영양분이 빠르게 공급되기 때문이다.
 건강하고 행복하게 잘 살기 위해서는 가장 먼저 자신의 뇌를 신뢰해야 한다. 사실 우리 뇌는 정보 과잉으로 지쳐있다. 뇌 속에는 수많은 정보와 다양한 가치 기준들이 뒤죽박죽 엉켜있다. 그래서 무엇이 옳고 그른지에 대한 판단을 내리기가 쉽지 않다.

이럴 때 뇌를 도와주는 것은 몸이다. 건강한 몸에서 흘러나오는 몸의 느낌은 100% 진실이다. 몸은 거짓말을 하지 않는다. 먹고 마시고 생각한 모든 기록이 뇌에 남아있고, 몸의 세포에 새겨져 있다. 이 것을 잘 활용하면 우리는 직관력과 통찰력을 개발할 수 있다.

우리 몸은 마치 커다란 자석과 같다. 몸이 건강할 때는 해로운 것은 스스로 거부 반응을 보이며 밀어내고, 이로운 것은 입맛을 다시며 끌어당긴다.

아무리 골초라도 몸의 감각이 깨어나면 '담배를 끊어야지' 하고 애써 노력하지 않아도 담배 냄새가 역하게 느껴져 저절로 담배를 끊게 된다. 실제로 단학수련을 한 사람들 중에는 이런 사례가 많다.

본래 우리 몸은 스스로를 치유할 수 있는 능력을 가지고 있다. 다만 우리가 몸에 담긴 신비를 읽지 못하고 병원과 약에만 의존해왔기 때문에 모르고 있을 뿐이다. 우리들 대부분이 '몸이 나른하다, 숨이 막힌다, 눈이 빨갛다' 등 몸이 주는 메시지를 전혀 알아차리지 못하고 있다. 기계에 대해서는 잘 알면서도 영혼이 담긴 몸에 대해서는 놀라울 만큼 무지하다. 그만큼 자신의 몸과 멀어졌기 때문이다.

장생보법은 몸과 친해지는 하나의 방법이다. 몸과 놀고 몸과 친해지다 보면 우리는 그동안 학교에서 배운 것보다 훨씬 더 많은 것을 몸으로 느끼게 된다. 무엇보다 병에 대한 자각 능력이 향상된다. 몸에 조그만 이상이라도 생기면 몸은 가장 먼저 인지를 한다.

몸의 감각이 살아나면서 자신이 가진 생명의 소중함도 알게 되고, 그 생명을 마음껏 쓰고 싶은 의욕도 생긴다. 그래서 몸을 무책임하게 함부로 다루는 습관은 주의해야 한다.

단순히 먹고 마시고 잠자고 배설하기 위한 몸이 아니라 아름다운 정신과 고귀한 영혼을 담은 몸으로 새롭게 바라봐야 한다. 우리는 걸음걸이를 통해서도 자신의 몸과 만날 수 있고 뇌와 대화할 수 있다. 몸에 집중해서 몸과 놀다 보면 어느 순간 몸과 뇌가 하나로 만난다. 바로 그때 자신의 눈으로 세상을 바라보게 되고, 세상을 느끼게 된다. 진정한 창의성은 이렇게 자신의 눈을 가질 때 비로소 발현된다.

현재 우리가 배우고 있는 학교 교육은 지식 전달에 편중돼 있다. 그런데 지식이 인격자를 만들어주지는 못한다. 그렇다면 정말로 중요한 교육은 무엇인가? 바로 몸을 통해서 배우는 것이다. 몸을 통해서 잠재되어 있는 인간의 본성을 깨어나게 할 수 있다. 이것이 바로 깨달음이다. 인위적인 교육이 아니라 인간 안에 내재되어 있는 참다운 성품이 깨어나게 해야 한다. 장생보법을 통해서 어떤 것에도 오염되지 않은 본래의 건강과 행복과 평화가 우리 내부에 있다는 것을 발견할 수 있다. 자기 몸과 노는 가운데 건강을 체험하고, 행복을 체험하고, 평화를 체험할 수 있다는 것만큼 놀라운 교육은 없을 것이다.

몸의 중심을 바로잡는 사람이
세상의 중심을 잡는다

당신은 지금 어떤 자세를 취하고 있는가? 생활 속에서 무의식적으로 이뤄지는 자신의 모습을 주의 깊게 살펴봐야 한다. 인체의 모든 병이 잘못된 자세에서 비롯된다고 해도 과언이 아니다. "자세를 바로 하라"고 하면 처음에는 바른 자세를 의식하다가도 금세 흐트러지는 것을 볼 수 있다. 특히 자기 조절력이 약한 아이들은 게임을 한다고 몇 시간씩 앉아 있는데 이때는 부모가 각별히 주의를 줘야 한다. 한 자세로 척추에 압력을 주면 산소 공급이 잘 안 되고 급기야 골다공증, 비만, 척추 노화가 일어나는 것이다. 이렇게 일상생활 속에서 지속적으로 잘못된 자세를 취할 때 우리 몸은 가벼운 통증에서부터 척추 변형, 내장 기관의 기능 저하까지 광범위한 영향을 받게 된다.

자세나 걸음걸이처럼 별 생각 없이 무의식적으로 이뤄지는 동작들을 바로잡기 위해서는 그것을 지켜봐줄 사람이 필요하다. 자신의 걸음걸이는 스스로 잘 인식하지 못하는 경우가 대부분이다. 함께 지내는 가족이나 친구들, 직장 동료들이 서로 상대방의 거울이 되어준다면 자세를 바꾸기가 한결 쉽다. 상대방이 걸을 때 어깨가 한쪽으로 기울어져 있지는 않은지, 고개를 너무 치켜든 것은 아닌지, 두 발의 각도는 11자로 나가고 있는지 등등 주의 깊게 관찰하고 적절한 조언을 해주자.

의식적으로 바른 걸음걸이를 유지하려고 해도 주변에서 보기에 어딘가 어색한 느낌이 드는 사람들이 있다. 11자 걸음이 어딘지 모르게 어색한 사람들은 고관절이 틀어진 경우가 많다.

특히 골반 뼈는 아기를 분만할 때는 물론, 우리가 평상시 걸어다닐 때에도 약간씩 벌어지거나 움직인다. 여성들의 경우 출산을 하고 나면 고관절의 각 부위가 벌어졌다가 다시 오므라지는데 이때 제자리를 잡지 못해 인대가 늘어나면 체형과 걸음걸이에 그대로 영향을 미친다. 미국에서는 아기를 낳고 나서 특별히 골반 교정을 하기도 하는데 이때 11자 걸음만 제대로 걸어도 교정이 된다. 그런데 고관절이 틀어진 상태로 팔자걸음을 걷도록 두면 좌우 골반이 더 어긋나게 되고, 골반의 한쪽이 올라가거나 내려감으로써 양쪽 다리 길이가 달라지고 몸은 한쪽으로 기울게 된다. 고관절은 척추를 받쳐주는 주춧돌 역할을 하기 때문에 주춧돌이 기울게 되면 당연히 몸 전체의 균형이 깨지기 마련이다. 대개의 경우 계단을 오를 때 먼저 내미는 쪽이 긴 다리다. 누웠을 때는 발이 옆으로 많이 뉘는 쪽이 긴 다리다. 실제 다리 길이는 똑같지만 골반 위치가 틀어지면 길이가 달라진다.

삐딱하게 서 있는 자세도 골반을 틀어지게 한다. 사람들이 서 있는 자세를 살펴보면 열에 아홉은 한쪽 다리에 체중을 싣고 있다. 양쪽을 11자로 곧게 펴지 못하고, 한쪽을 구부리고 있는 것이다. 당연히 체중이 실린 다리는 압박을 받게 되고 반대편 다리는 길어지게 된다. 걸음을 걸을 때도 양 발끝이 벌어지는 각도가 다르다. 길어진 다리 한쪽만 벌려서 걷게 되는데 나중에 신발 밑창을 확인하면 벌어진 발의 신발 밑창이 더 심하게 닳은 것을 알 수 있다.

벌려서 걷는 다리는 쉬 피로하고 약해지기 때문에 자신의 걸음을 관찰하여 벌어진 다리를 11자로 모아서 걷는 습관을 들여야 한다. 그래야 틀어진 골반과 고관절을 바로잡을 수가 있고, 건강을 지킬 수가 있다. 11자 걸음이 익숙해지면 의식적으로 엉덩이를 끌어당기듯이 해서 골반 근육에 힘을 주며 걸어보자. 장생보법이 익숙해지면 의식적으로 힘을 주지 않아도 골반 근육이 자연스럽고 부드럽게 수

축되면서 튼튼해진다. 걸을 때 엉덩이를 살짝 끌어당겨주는 느낌으로 꼬리뼈를 말고 걸으면 고관절이 벌어지지 않아 바른 자세를 유지할 수 있고 에너지가 불필요하게 새지 않는다.

조선시대에는 남자들이 여자들에게 한쪽 무릎을 반드시 세우고 앉도록 했다는 이야기가 있다. 한쪽 무릎을 세우면 기운이 꺾이지만 양반다리를 하면 기운이 바로 서기 때문에 남자와 대등해진다는 것이다. '남존여비'라는 폐습으로 인해 앉는 자세까지 차별을 둔 것인데 이처럼 자세가 정신에 미치는 영향은 상당하다. 어른들이 잔소리처럼 "자세 좀 똑바로 해!"하고 말하는 것도 자세가 그만큼 인체에 미치는 영향이 크기 때문이다. 자세가 바른 사람은 정신도 바르다.

앉고 설 때 항상 등을 곧게 펴는 것이 중요하다. 우리의 척추는 위로는 하늘을 받치고 아래로는 땅을 받치고 있다. 척추가 정확하게 중심을 잡아주어야만 기운이 바르게 분배되고 목, 허리, 다리 등 온몸이 편안하다. 척추가 삐뚤어져서 왼쪽 어깨에 의지한다든지, 오른쪽 어깨에 의지한다든지, 앞으로 기울거나 뒤로 기울면 몸 전체가 다 불편하다. 척추를 바로 세워야 모든 장기가 편안할 수 있다. 중심을 잃고 기울어져 있는 상태에서는 몸 전체를 느낄 수가 없다.

세상 사는 이치도 이와 같다. 어디에 의지하는 것이 아니라 내가 중심을 잡고 바로 섰을 때 주변에 휘둘리지 않고 전체를 바라볼 수 있는 감각이 생긴다. 몸을 바로 세우면 정신도 바로 선다. 그리고 몸의 중심을 잡는 사람이 세상의 중심을 잡는다.

삶에 대한 왕성한 호기심으로
가지 않은 길을 가보자

일상생활에서 습관적인 작업을 반복하는 것은 뇌 활성화에 별로 도움이 되지 않는다. 새로운 일에 도전하여 지금까지 해본 적이 없는 일을 하려고 할 때 뇌가 녹스는 것을 막을 수 있다. 길을 갈 때도 매일 다니는 익숙한 길에서 벗어나 모르는 길로 가보라. 가능하면 여유를 가지고 출퇴근 시간대를 바꾸어보기도 하고, 평소와는 다른 차에 타보는 것도 좋다. 날마다 똑같은 행위를 반복하는 것은 뇌에 고정된 이미지를 심어주므로 같은 업무를 수행하더라도 순서를 다르게 해보는 지혜가 필요하다.

뇌는 새로운 상황에 직면할 때 사고, 감정, 주의, 기억, 인식 등 모든 기능이 활발해진다. 뇌 기능을 단련시키는 데는 낯선 곳이 아주 좋은 환경이다. 여행을 통해 가보지 않은 곳을 찾아다니고, 모르는 사람들을 만나고, 본 적 없는 풍경을 바라보면서 그곳의 음식을 먹어보는 것도 뇌가 퇴화하지 않도록 하는 예방책이다.

새로운 상황에서 새로운 사람들을 만나며 자신의 생활 범위가 전부가 아닌 것을 인식하는 것도 좋은 자극이 된다. 뇌의 노화를 예방하기 위해서는 도전 정신과 모험심을 가지고 신선한 자극을 줄 수 있도록 항상 신경써야 한다.

우리 뇌는 1,000억 개의 신경세포를 가지고 있다. 신경세포는 뇌를 만들고 있는 세포의 주역이다. 신경세포는 눈, 코, 피부라고 하는 감각 기관에서 들어온 정보를 읽어내어 그것을 다른 신경세포로 차례차례 전달해주는 일을 한다. 그뿐 아니라 스스로 정보를 처리하는 기능도 가지고 있다. 정보의 수신, 송신, 처리라는 뇌의 가장 중요한 일을 하는 것이 바로 신경세포다.

뇌의 신경세포는 다른 장기의 세포와 달리 한 번 수가 정해지면 증가하지 않는 특징이 있다. 몸의 다른 부분에 있는 세포는 분열해서 증가할 수 있다. 상처 부위가 아무는 것은 그 부분의 세포가 증가하기 때문이다. 하지만 신경세포는 사고로 손상을 입으면 그 부분의 기능이 저하되고 만다. 몸 중에서도 뇌를 특별히 신경을 써서 보호해야 하는 이유가 여기에 있다.

그래도 다행히 세포 수는 줄어도 세포끼리 묶는 연결망은 나이가 들어도 늘릴 수 있다. 신경세포와 신경세포를 연결하는 시냅스는 나이와 관계없이 주위환경으로부터 균형 있는 자극이 주어지는 한 계속 성장하며, 뇌는 그때마다 젊음을 되찾게 된다.

하지만 익숙한 생활에 만족하면 뇌에 신선한 자극을 줄 수 없을 뿐더러 뇌의 퇴화로 이어진다. 노화로 인한 신경세포의 감소가 두드러지게 일어나는 곳은 대뇌와 소뇌이다. 지적 기능의 중심인 대뇌와 운동 조절의 중심인 소뇌가 특히 퇴화하기 쉽다. 바꿔서 말하면, 나이가 들수록 지적 기능과 운동 기능에 장애가 올 수 있다는 뜻이다. 장생보법이 두 가지를 해결할 수 있는 것은 두말할 나위도 없다.

뇌간의 자연 치유력을 활용하라

나는 두뇌 개발 프로그램인 뇌호흡을 개발하고 정리하면서 뇌호흡이 단순히 정보 처리를 위한 기능 훈련 내지는 뇌 능력 개발 훈련이 되지 않도록 매우 신중했다. 물론 이 수련을 하다 보면 집중력과 문제 해결 능력 등 학습 능력이 향상되고 직관력, 창의력, 통찰력이 생긴다. 또 육감이 깨어나 인체 투시, 텔레파시 같은 고감각 인지 능력 Heightened Sensory Perception 이 발휘되기도 한다.

하지만 이것은 과정일 뿐 목적이 아니다. 뇌호흡을 개발한 후 지난 20여 년간 미국과 한국 등에서 뇌호흡 수련을 지도하며 내가 확신할 수 있었던 것은, 뇌는 창조된 본래의 건강한 모습이 되면 그 본래의 목적에 맞게 작동한다는 것이다. 그리고 그 본래의 목적은 개인적인 이익 추구의 차원을 넘어 세상을 널리 이롭게 하는 일에 자신의 에너지를 쓰고 싶어한다는 것이다.

현재 우리가 안고 있는 모든 문제들은 뇌의 관점에서 새롭게 진단할 때 해결책을 찾을 수 있다. 사람의 가치는 그 사람이 갖고 있는 정보의 질과 양에 비례한다. 그런 관점에서 볼 때 뇌호흡은 뇌와 뇌에서 처리되는 정보들의 주인이 되는 방법이다. 그것은 내가 즐겨 말하는 다음의 활구들과도 통한다.

'내 몸은 내가 아니라 내 것이다'
'내 마음은 내가 아니라 내 것이다'
'내 생각은 내가 아니라 내 것이다'

뇌호흡은 '몸과 마음과 생각의 주인'이 되는 훈련을 통해서 정보에 매이지 않고 정보를 활용하는 새로운 패러다임을 만들어왔다. 그동안 많은 사람들이 뇌호흡을 통해 뇌에 들어오는 정보들을 객관적으로 바라봄으로써 습관과 관념으로 인해 변형되지 않는 정보 그 자체를 바라보게 되었다. 또한 뇌를 숨쉬게 하고, 운동시키고, 피로를 풀어주고, 찌그러진 곳을 펴 편안하고 쾌적하게 만들어줌으로써 저절로 밝고 건강한 의식을 갖게 되었다.
　나는 뇌호흡 5단계를 통해 대뇌피질과 대뇌변연계를 넘어 뇌간에

이를 수 있는 과정을 만들었는데, 대뇌피질과 대뇌변연계의 방어벽을 넘어 뇌간으로 들어간다는 것은 이 3개의 층 사이에 있는 저항을 극복하여 대뇌피질은 물론 뇌간과 대뇌변연계를 우리의 의도대로 활용할 수 있게 되었음을 의미한다.

 대뇌피질의 힘을 자유롭게 활용할 때 생각이 우리를 지배하는 것이 아니라 우리가 생각을 원하는 대로 활용할 수 있다. 또 대뇌변연계의 힘을 자유롭게 활용할 때 감정이 우리를 지배하는 것이 아니라 우리가 감정을 원하는 대로 활용할 수 있다. 마지막으로 뇌간의 힘을 자유롭게 활용하게 되면 우리는 뇌간의 자연 치유력을 우리의 의도대로 활용할 수 있다. 이것을 체험하면 깨달음이 더 이상 모호한 꿈이나 특별한 초능력이 아님을 알게 된다.

 뇌간은 생명의 근원 자리로 창조의 맥박이 고동치는 곳이다. 이곳에서 호흡을 조절하고 심장을 뛰게 하며 체온을 조절한다. 뇌간은 간뇌, 중뇌, 연수, 뇌교로 구성되어 있다. 간뇌는 체온, 소화, 수면 등의 기능과 성 기능의 중추이고, 중뇌는 몸의 균형을 유지하고 안구의 움직임과 동공의 크기를 조절하는 역할을 한다. 뇌교는 얼굴이나 눈을 움직이는 신경이 모여 있고, 연수는 호흡, 혈액순환, 배설 등을 조절한다. 생명 활동을 관장하는 뇌간의 힘을 활용하기 위해서는 에너지를 뇌간까지 보내야 한다. 여기서는 생활 속에서 간단하고 손쉽게 효과를 볼 수 있는 뇌간운동을 소개하겠다.

○ 7년간 앓던 구안와사, 뇌간운동이 해결사

뇌간운동은 환추環椎(경추 1번)에 의식을 두고 고개를 살랑살랑 흔들어 줌으로써 뇌간을 활성화시키는 수련법이다(164쪽 참조). 이것은 뇌간을 활성화하여 척추 안에 끊임없이 흐르는 척수와 척수신경, 뇌척수경의 순환을 원활하게 하고 오장육부를 강화시킨다.

환추는 경추(목뼈)의 첫 번째 뼈로 두개골과 척주를 연결하는 반지 모양의 둥근 뼈를 말한다. 우리가 고개를 끄덕이거나 돌릴 수 있는 것은 환추 덕분이다. 환추는 피로나 스트레스가 오면 가장 민감하게 영향을 받는 곳으로 여기가 막히면 뒷목이 뻣뻣해지고 머리가 묵직해진다.

이럴 때는 5분만 뇌간운동을 해줘도 뇌파가 안정되고 호흡이 편안해진다. 마치 밀가루가 뭉쳐 있을 때 체를 치면 사르르 풀리는 것처럼 뇌간운동으로 고개를 살살 흔들면 그 진동으로 막혀 있던 기운이 흐르기 시작한다. 수승화강이 이루어져 자연 치유력이 높아지고 창의력, 기억력, 판단력, 직관력도 향상된다.

　뇌간운동은 어린 시절부터 많이 해오던 '도리도리道理道理 짝짜꿍' 동작을 연상하면 된다. 고개를 좌우로 가볍게 흔드는 이 동작은 단군시대부터 구전되어 온 전통 육아 교육법인 단동십훈檀童十訓 중의 하나다.

　도리도리 짝짜꿍은 목의 경락을 풀어줌으로써 기가 막힘 없이 잘 흐르도록 해주는 놀이로 이 안에는 천지 만물의 무궁한 하늘의 도리가 머릿속에 있음을 깨우친 선조들의 놀라운 지혜와 통찰력이 담겨 있다.

나는 최근에 뇌간운동으로 효과를 보았다는 30대 여성의 편지를 받았다. 그녀를 처음 만난 것은 지난 3월이다. 얼굴이 몹시 불편해 보여서 처음 만난 자리에서 어디가 아프냐고 물었던 기억이 난다. 사연인즉 그녀는 7년 전 초겨울에, 대자리에서 한잠이 들었는데 자고 일어났더니 오른쪽 얼굴이 얼얼하게 굳어버렸다는 것이다. 볼을 꼬집어보고, 비틀어보고, 두드려봤지만 소용이 없었다고 한다. 처음에는 한방병원에서 침 치료도 열심히 받았는데 굳은 얼굴에 침을 놓으니 너무 아픈데다 차도를 못 느껴 요즘은 불편한 대로 참고 지낸다고 했다.

얼굴을 자세히 살펴보니 일종의 '구안와사'로 오른쪽이 살짝 틀어져 있었다. 신경을 많이 쓰거나 몸이 피곤하거나 찬바람을 쏘이면 증상이 더 심해져 발음하기도 힘들고 남들 앞에 서기도 꺼려진다고 했다.

남모를 고충이 많았을 그녀에게 나는 뇌간운동을 알려주고 10분간 수련 지도를 했다. 짧은 시간이었지만 얼굴이 몰라보게 편안해진 것을 확인할 수 있었다. 늘 손발이 차고 시렸는데 그녀는 그날 처음으로 손발이 따뜻해진 것을 느꼈다고 했다. 그 뒤 집에 가서도 그 느낌을 잊지 않기 위해 아침 저녁으로 하루에 두 번씩 규칙적으로 뇌간운동을 했는데 한 사흘간은 입술이 부르트고 몸살을 아주 심하게 앓았다고 한다. 그리고 2주 정도 지나자 몸이 개운해지면서 얼굴도 편안해지고 요즘은 주변에서 얼굴이 예뻐졌다는 인사를 자주 듣는다며 고마움을 전해왔다.

또 모 기업의 50대 중견 간부는 눈꺼풀이 내려오면서 속눈썹이 자주 안쪽으로 말려 들어가 눈동자를 찌르는 통에 한 달에 두세 번은 안과를 다녀야 했는데 뇌간운동을 하고 난 뒤로 더 이상 안과를 찾지 않게 되었다며 무척 기뻐했다.

  뇌가 얼굴 가까이 있기 때문에 안면 질환들이 더 빨리 호전되는 게 아닌가 추측한다. 뇌간운동은 장시간 앉아서 일하는 직장인들과 수험생들에게 특히 유용하다. 다음 페이지에 앉은자리에서 간단하게 해볼 수 있는 뇌간운동을 소개한다. 아침에 맑은 정신으로 하루를 시작하고 싶을 때, 오후에 피로가 몰려올 때, 잠자리에 들기 전에 뇌간운동으로 잃어버린 뇌의 원기를 회복하자.

• 장생 건강법 •

뇌의 원기를 회복하는 뇌간운동

뇌간운동을 하는 방법
1. 눈을 살며시 감고 어깨와 목을 움직여 긴장을 푼다.
2. 의식을 환추에 집중하고 고개를 좌우로 살살 흔든다.
3. 약간 입을 벌린 채 숨을 내쉬면서 고개를 흔든다.
4. 약 3분 정도 지속한다.
5. 서서히 동작을 멈춘 뒤 숨을 들이마시고 내쉰다.
   세 번 반복한 뒤 눈을 뜬다.

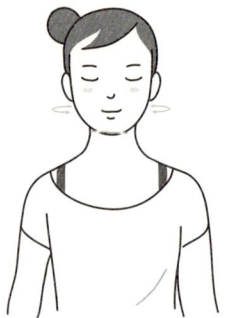
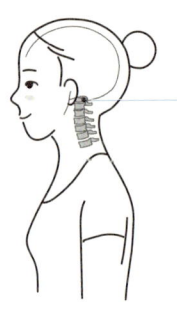

환추(경추 1번)

뇌간운동의 효과
- 뇌파가 안정되어 업무에 집중력을 높이고 수면 시 숙면을 유도한다.
- 스트레스로 인한 긴장이 풀리면서 마음이 안정된다.
- 수승화강이 되어 머리가 맑아지고 시원해진다.
- 몸의 자연 치유력을 높여준다.
- 잠재 능력이 발휘되며 창의력, 기억력, 판단력, 직관력이 발달한다.

뇌간운동을 할 때 주의해야 할 점

뇌간운동을 할 때 목이나 어깨가 지나치게 굳은 사람들은 왼쪽으로 세 번, 오른쪽으로 세 번 정도 목을 천천히 크게 돌려준 다음 뇌간운동을 하는 것이 좋다.

가슴이 답답한 사람들은 발끝 부딪치기를 100~200번 정도 해서 기운을 아래로 내린 뒤 해주면 뇌간운동의 효과를 더 깊이 체험할 수 있다.

몸과 잘 놀아라

"우울하거나 심심할 때는 몸과 놀아라."
나는 문제가 생길 때 '몸과 놀아라'라는 말을 자주 한다. 아마 '몸과 놀라'는 말이 무슨 뜻인지 모르는 사람은 없을 것이다. 그런데 몸에 집중해본 경험이 없는 사람들은 몸과 노는 재미가 어떤 것인지 잘 와닿지 않을 것이다. 이것은 해봐야 알 수 있다. 안 쓰던 근육을 써줄 때 거기서 생기는 새로운 재미를 느낄 수 있다.

   장생보법은 생활 속에서 몸과 친해지고 몸과 잘 놀 수 있는 쉽고도 간단한 방법이다. 별 생각 없이 그냥 걷던 걸음을, 의식을 집중하면서 걸을 때 우리 뇌는 새로운 회로를 만들기 시작한다. 발바닥 용천도 느껴보고 발가락에서 올라오는 따뜻한 열감도 느껴보라. 전에 느끼지 못한 느낌에 집중해보고 그 변화를 인정할 때 몸의 감각이 열리기 시작한다.

장생보법은 혼자 하는 것도 좋지만 온 가족이 함께 할 때 즐거움이 배가 된다. 서로의 걸음걸이를 교정하는 것을 매개로 소통하다 보면 어느새 아이들과의 거리감도 없어지고, 가정은 산 교육장이 될 것이다.

천천히 30분만 걸어보라. 그렇게 걸음을 통해서 몸과 놀다 보면 거기서 얻어지는 만족감이 있다. 다리에 힘이 생기고, 의욕이 샘솟고, 마음도 편안해지고, 대인 관계도 너그러워진다.

지금 우리 시대에 가장 필요한 교육은 '자기 몸과 잘 노는 교육'이다. 참다운 창조성과 주체성, 자신감, 인내력 등 정신적 가치들은 육체의 단련을 통해서 길러진다. 문명의 발달로 편리함에 길들여진 현대인들은 몸으로 도전해볼 만한 대상을 빼앗긴 채 살아가고 있다.

오감을 자극하는 수많은 영상 매체와 오락, 게임들로 인하여 몸과 노는 것을 잊어버렸다. 눈을 돌리면 즐길 수 있는 것들이 널려 있는데 외부 자극에 정신을 빼앗기다 보면 나중에는 본래의 자기 자신을 잃고 만다. 자기 정체성은 물론이고 잘못하면 인간성마저도 상실하게 된다는 데 그 심각성이 있다.

어른들부터 자신의 몸을 통해 자기 정체성을 찾는 연습을 해야 한다. 그리고 아이들에게도 몸과 적나라하게 부딪히는 훈련을 통해 자신의 참다운 가치를 발견할 수 있도록 도와주어야 한다.

　자기 정체성은 책이나 지식으로 찾을 수 있는 게 아니다. 몸과 뇌가 크게 한번 부딪힐 때 숨어 있는 참 자아가 모습을 드러내는 것이다.

　지난 3월, 나는 대구 교육청 관계자 600여 명이 모인 자리에서 새로운 교육 프로그램을 제안한 적이 있다. 물구나무서서 걷는 아이들을 육성하는 것인데, 예를 들면 초등학교 입학식에서 교장 선생님이 이런 선언을 하는 것이다. '우리 학교에 입학한 학생은 졸업식장에 물구나무서서 50걸음을 걸어 들어와야 졸업장을 받을 수 있습니다' 라고. 입학 서약서에 학부모와 학생이 서명을 하면 아이들은 6년 동안 '푸시업부터 물구나무서서 걷기' 까지 12단계를 훈련하게 된다.

　만약 이런 학교가 있다면 왕따, 폭력, 자살 등의 학내 문제를 일소하고 자발성, 창의력, 문제 해결 능력, 자신감, 집중력, 인내력 등을 겸비한 미래형 인재를 키워낼 수 있으리라 확신한다. 내가 이런 이야기를 자신 있게 했더니 교사 한 분이, "그게 어디 말처럼 쉬운 일이겠냐?"고 반문했다. 몸과 놀아본 경험이 없기 때문에 선뜻 이해가 안 되는 것이다. 그런데 해보면 안다. 이것만큼 간단한 방법도 없다.

참고로 나는 푸시업에서 물구나무서서 걷기까지의 전 과정을 안전하게 할 수 있도록 12단계로 나누어서 'HSP12단'을 만들었다. 그리고 지난 1년간 성인 남녀 일천 명을 물구나무서서 걷게 하는 실험을 이미 마쳤다.

처음에는 푸시업도 제대로 못하던 사람들이 물구나무서서 10걸음, 20걸음씩 앞으로 걸어나가며 생긴 자신감이란 이루 다 말할 수가 없다. 이 과정에서 그들은 체력은 물론이고 뇌력과 심력도 몰라보게 높아져 개인이 속한 조직에도 새로운 활력을 불어넣고 있다.

12단까지 가는 동안 단순히 육체의 근육만 단련되는 것이 아니라 정신의 근육, 영혼의 근육까지 함께 단련되는 것을 지켜보면서 HSP12단도 새로운 걸음 문화로 확산되기를 희망한다.

두 다리로 걷는 장생보법이 즐거워질 때쯤 되면 HSP12단에 도전해볼 수 있는 용기를 낼 수 있을 것이다. HSP12단은 자기 몸을 놀이기구처럼 자유자재로 즐길 수 있도록 해주며 유연성과 지구력, 근력을 키워준다.

50대도 꾸준히 하면 1년 뒤에는 물구나무서서 걷는 것이 가능하다. 2년이고 3년이고 시간이 더 걸리더라도 상관없다. 이것은 경쟁이 아니라 스스로 완성을 향해 나아가는 걸음이기 때문이다.

자기 인생의 주인이 되기 위해서는 몸부터 자기 뜻대로 움직일 수 있어야 한다. 원하는 대로 몸을 바꾸면서 목적을 가지고 살 때 뇌에서 좋은 호르몬이 분비되고, 자신감과 당당함을 갖고 기쁘게 생활할 수 있다.

이제 교육도 더 이상 지식에 머물러 있어서는 안 된다. 아는 것이 힘이 아니다. 아는 것을 행동하는 것이 진정한 힘이다. 걸음부터 제대로 걸어보자. 거기서 완성의 기쁨을 느낄 수 있다. 참 자기에 대한 존재 의미와 가치를 발견할 수 있고 잃어버린 자아를 찾을 수 있다.

HSP 12단 - 푸시업에서 물구나무서서 걷기까지

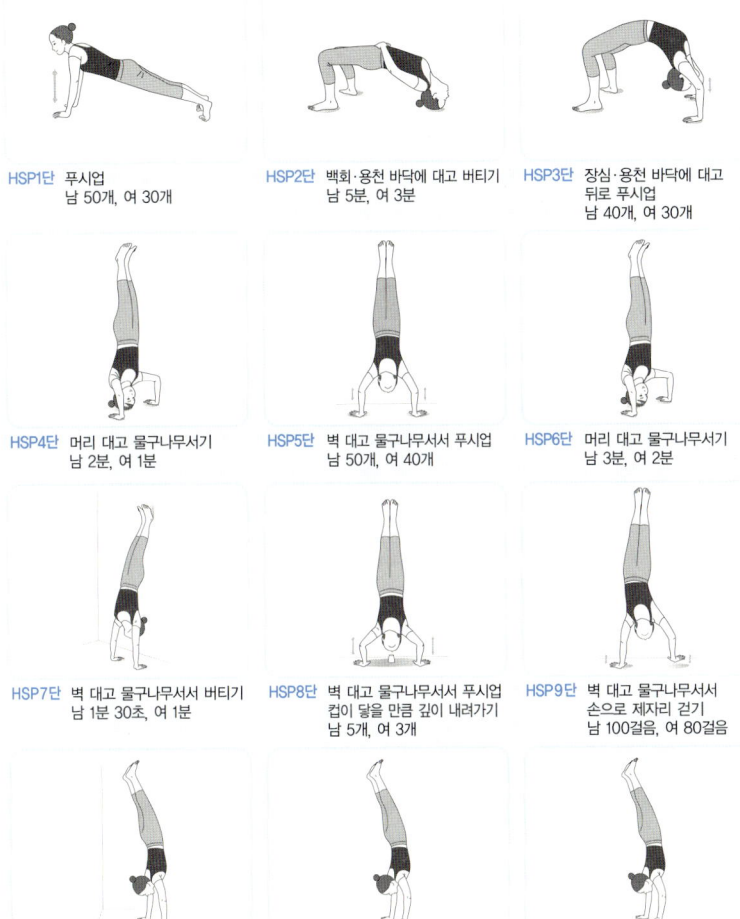

HSP1단 푸시업
남 50개, 여 30개

HSP2단 백회·용천 바닥에 대고 버티기
남 5분, 여 3분

HSP3단 장심·용천 바닥에 대고 뒤로 푸시업
남 40개, 여 30개

HSP4단 머리 대고 물구나무서기
남 2분, 여 1분

HSP5단 벽 대고 물구나무서서 푸시업
남 50개, 여 40개

HSP6단 머리 대고 물구나무서기
남 3분, 여 2분

HSP7단 벽 대고 물구나무서서 버티기
남 1분 30초, 여 1분

HSP8단 벽 대고 물구나무서서 푸시업 컵이 닿을 만큼 깊이 내려가기
남 5개, 여 3개

HSP9단 벽 대고 물구나무서서 손으로 제자리 걷기
남 100걸음, 여 80걸음

HSP10단 벽으로 걸어가기
남 10걸음, 여 10걸음

HSP11단 물구나무서서 걷기
남 15걸음, 여 10걸음

HSP12단 물구나무서서 걷기
남 50걸음, 여 36걸음

| 내가 해본 장생보법 5 |

전 세계 CEO들에게 권해주고 싶은 나의 건강 노하우

형원준(45세), i2테크놀로지 코리아 CEO

미국 외과 의사들의 자살률이 높기로 유명한데 경영 컨설턴트들의 자살률은 그보다 더 높다고 한다. 나는 대기업을 대상으로 경영 컨설팅을 하는 미국 회사의 한국 지사장 역할을 맡고 있다. 이 일은 아주 보람된 일이지만 출장이 많고, 스트레스에 쫓기는 일이 다반사라 건강관리를 잘하기가 정말 힘들다. 잦은 술자리와 과로로 몸이 망가질 대로 망가졌다고 한계를 느끼기 시작한 재작년 가을. 나는 밀린 일들을 뒤로한 채 무조건 일주일간의 명상단식을 떠났다. 그리고 단식에서 좋았던 경험을 계속 유지하고 싶어서 단센터에 나가서 수련을 시작했다. 아무리 바빠도 일주일에 두세 번은 꼭 나가서 기체조를 하며 건강관리를 했다.

일 년 뒤인 작년 가을, 나는 회사에서 승진이 되어 한국뿐 아니라 중국과 대만의 경영까지 책임을 맡게 되었다. 그런데 뜻하지 않은 상황이 벌어졌다. 승진과 함께 그동안 힘들게 쌓아온 건강이 무너지기 시작한 것이다. 책임 범위와 함께 출장 빈도도 세 배로 늘었고, 장기 출장으로 인해 가까스로 만들어가던 운동 습관이 깨지기 시작했다. 출장 기간 동안 호텔에서라도 기체조를 해보려고 했지만 침대에 앉기만 하면 바로 뻗어버리곤 했다. 누군가의 지도 없이 혼자 해볼 수 있는 운동이 절실하던 차에 때마침 장생보법을 만나게 되었다.

처음에는 '너무 간단해서 과연 얼마나 효과가 있을까?' 의심이 많았던 탓에 별 느낌을 받지 못했다. 그런데 하루는 회사에서 회의가 길어져 머리도 아프고 지루해진 나머지 자리에서 일어나 회의 탁자 주위를 장생보법으로 걸어보기 시작했다. 다른 사람들이 열심히 발언을 하는 동안에 조용히 용천혈과 단전에 집중하면서 걸었다.

꼬리뼈를 말고 호흡을 하면서 5분쯤 걸었을까. 단전이 따뜻해지기 시작했다. 10분쯤 지나자 두통이 사라지고 머리가 시원해졌다. 내가 회의를 마무리해야 하는 상황이라 말을 하면서 계속 걸었다. 다들 내 말에 집중하느라 아무도 내가 무얼 하고 있는지 관심을 두지 않았다. 회의를 끝내고 나서 그 기운을 고스란히 간직하기 위해

조심스레 걸어서 내 방으로 돌아와 명상을 했다. '아, 나 혼자서도, 산만한 환경에서도 할 수 있구나.'

이젠 출장 중에 수련 시간을 따로 만들려고 애쓰지 않는다. 자리에 잘 앉지도 않는다. 미팅이 잡히면 "우리 산책이라도 하면서 얘기할까" 하고 우아한 제안을 한다. 예전 같으면 차를 타고 갈 일도 걸어서 다니고, 나갈 일이 없을 때는 제자리에서 조용히 조금씩 걷는다. 골프장에서도 다음 홀에서 더 멋진 샷을 하기 위해 장생보법으로 기운을 모은다. 이렇게 장생보법을 생활화하면서 뻣뻣해졌던 뒷목도 다 풀렸고, 저녁이 되면 화끈거리던 얼굴의 화기도 사라지고, 비염 기운도 없어졌다.

장생보법을 하면서 제일 즐거운 것은 산책하면서 자연과 교감을 할 때다. 정수리에 있는 백회와 발바닥 용천을 관통하여 자연과 기운을 나눈다. 나무와 풀, 새와 꽃을 보면서 대화를 나누듯 기운을 주고받는다. 지구와 내가 하나가 되는 그 시간에 아이디어도 잘 떠오른다.

나는 경영 컨설턴트로서 전 세계의 뭇 CEO들에게 내가 터득한 건강 노하우를 전해주고, 자연과 멋을 즐기는 장생 CEO가 되자고 권할 참이다.

| 내가 해본 장생보법 6 |

어릴 때 생활 습관이 정말 중요해요

김현숙(32세), 유치원 교사

나는 유치원에서 10년째 근무하며 일곱 살배기 아이들을 가르치고 있다. 철부지 유치원생들을 지도하면서 언제부턴가 원인 모를 두통으로 고생했는데 장생보법으로 걷기 시작하면서 배가 따뜻해지고 머리 아픈 게 점점 사라졌다. 걸음걸이가 참 중요하다는 생각이 들면서 어렸을 때부터 바른 걸음을 걷게 된다면 효과가 더 크겠구나 싶었다. 그래서 내가 지도하는 아이들에게도 바로 '장생보법'을 가르치게 되었다.

먼저 아이들에게 발바닥에 있는 '용천'이라는 혈자리를 알려준 후 함께 걸었다. 처음에는 아이들이 용천으로 걷는다는 것을 금방 잊어버려 "용천지압"이라고 말하며 걷게 했다. 그랬더니 항상 걷기 전에 "머리가 좋아지는 용천지압~용천지압~"하며 걸었다. 이제는 저희들끼리 "용천지압 하면서 걸어야지, 발가락에 힘주고~"라며 서로를 챙겨준다.

　신학기 초에는 교실에서 쿵쾅쿵쾅 뛰어다니는 아이들이 많은데 '장생보법'을 하면서부터는 뛰는 아이들이 줄었다. 뛰는 아이가 있으면 "용천에 집중하고, 용천지압~용천지압~ 하며 걸어야지" 하고 친구들에게 먼저 이야기를 해준다. 아이들이 자신의 걸음걸이에 집중하는 분위기가 형성되면서 안전사고 위험도 훨씬 줄었다. 장생보법으로 걷고 난 뒤 아이들의 반응 또한 다양하다.

　"선생님 용천지압 하니까 입에서 침이 많이 생겨요."

　"그래? 침 맛이 어떤데?"

　"침이 맛있어요. 몸에 좋은 침이 생기나 봐요."

　옆에서 우리가 나누는 대화를 들은 다른 아이들도 누가 먼저랄 것 없이 한 마디씩 거든다.

　"저는 용천이 좀 아팠어요. 그런데 지금은 하나도 안 아프고 배에 힘이 생겼어요."

　"용천이 간질거렸어요. 머리가 개운해지니까 뇌가 똑똑해지는 거 같아요. 그래서 생각이 잘 나요."

　"저는요 방귀가 많이 나와요. 걸을 때 뿌~웅 해요."

　아이들 덕분에 교실은 금방 웃음바다가 된다. 장생보법으로 걸으면서 우리 아이들이 가장 크게 변한 것은 자신감이다. 무엇보다 목소리가 작았던 아이들이 발표할 때나 노래를 부를 때 목소리가 커졌다. 그리고 앉은 자세도 점점 반듯해지고 있다.

오늘은 점심시간에 급식을 나누어주는데 한 아이가 빨리 가서 급식을 받으려고 하니까, "야, 용천지압 하면서 걸어야지. 빨리 받는 것보다 뇌가 건강해지게 '용천지압' 하면서 걷는 게 더 중요한 거야."라고 다른 아이가 말한다.

옆에서 아이들이 이야기하는 모습을 지켜보며, 어릴 때 생활 습관이 정말 중요하다는 것을 다시 한번 실감한다. 바른 자세, 바른 걸음걸이에서 건강한 정신도 자란다고 믿으며 나는 오늘도 아이들과 함께 "용천지압"을 외치며 장생보법으로 걷는다.

걷기만 잘해도 몸이 바르게 서며

단전 가득 기운이 쌓이고

두뇌에 불이 켜지며 좋은 생각이 난다!

장생보법은 자기 몸을 사랑하는 가장 좋은 습관이다.

장생보법을 비롯하여, 일상생활 중에 틈틈이

해볼 수 있는 운동법들을 모았다.

장생보법으로 장생 체질이 되자!

4장

장생보법 따라하기

걸을수록 기운이 쌓인다

장생보법 차근차근 배우기

장생보법은 일반 걸음보다 최소 세 배의 운동 효과가 있다. 하루에 대여섯 차례 10분씩 장생보법으로 걷는다면 1일 운동량은 충분하다. 장생보법 기본 자세는 아주 간단하다. 아래 네 가지 원칙에 집중해서 걸어보라. 하지만 좀 더 잘 걸어보고 싶다면 먼저 장생보법 배우기 5단계를 통해 몸의 느낌을 충분히 익히도록 한다.

1. 바르게 선 자세에서 몸을 1도 정도 앞으로 기울이고, 몸의 중심을 발바닥 용천에 둔다. 처음에는 '1도'라는 말이 어렵게 느껴지겠지만, 용천에 의식을 두고 발가락에 힘을 주다 보면 자연스럽게 몸이 약간 앞으로 기우는 지점을 알게 된다.
2. 발을 내디딜 때 발가락까지 힘을 주고, 발끝이 11자가 되도록 한다.
3. 몸의 중심이 용천 – 단전 – 가슴 – 뇌로 하나가 되게 연결한다.
4. 걸을 때 발바닥의 자극이 뇌에 전달된다는 기분으로 힘차게 걷는다.

장생보법은 무심코 걷는 걸음이 아니라 발바닥 용천과 발가락에 집중하면서 걷는 걸음이다. 장생보법의 포인트 중 하나는 의식이 몸 바깥으로 빠져나가지 않고, 자신의 발에 집중함으로써 자신의 내면을 바라볼 수 있다는 것이다.

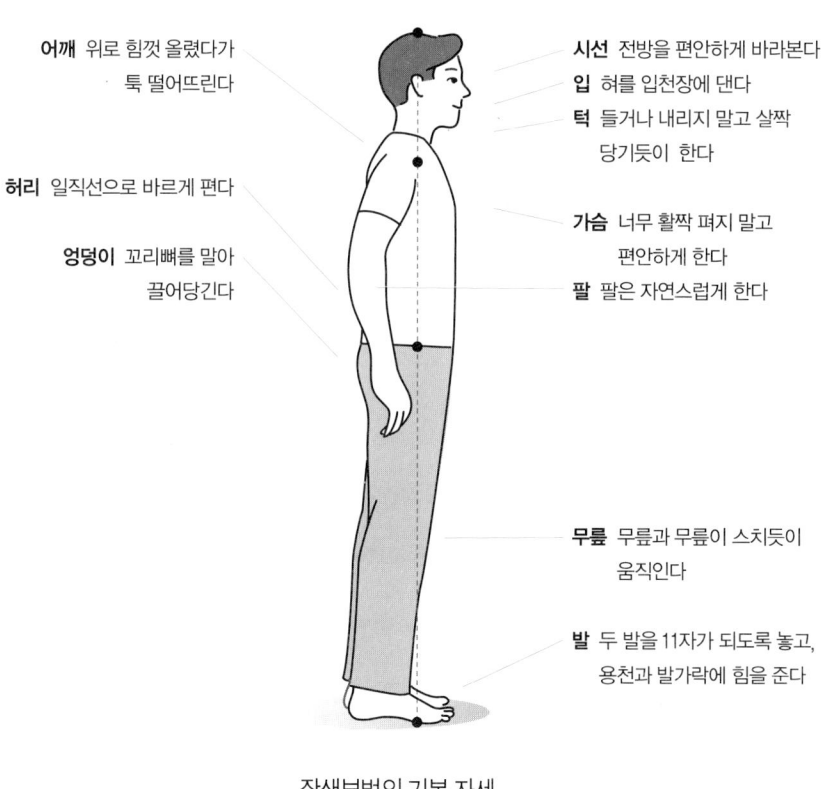

장생보법의 기본 자세

장생보법 배우기 ❶ 11자로 걸어라

무심히 걷고 있는 당신의 걸음걸이를 살펴보라. 혹시 팔자걸음이나 안짱걸음을 걷고 있지는 않은가? 어린아이들의 발끝은 11자이다. 그런데 나이가 들면서 잘못된 습관으로 근육과 인대가 느슨해지면서 어느 순간부터 발끝이 벌어진다.

팔자걸음과 안짱걸음은 다리와 발이 각각 바깥과 안쪽으로 비틀린 채로 걷기 때문에 관절을 상하게 한다. 또한 걷는 방향과 다리의 방향이 일치하지 않기 때문에 에너지 소모가 많아진다. 걸을 때 발과 무릎이 바깥쪽으로 벌어지지 않도록 살짝 11자로 모아준다.

발끝을 11자로 모으기만 해도 다리와 아랫배 단전에 힘이 들어가고 걸을수록 몸에 기운이 쌓인다. 11자로 걸으면 척추가 바르게 서면서 인체의 기혈 순환이 원활해지고 소화, 배설 능력이 좋아진다. 뇌척수액의 흐름도 좋아져 머리가 맑아지고 두뇌 회전도 빨라진다.

11자는 인체의 흐름, 기의 흐름을 관장하는 걸음으로 장생보법의 가장 기본이 되는 걸음이다. 업무 중에 피곤하여 기운이 없거나 두통이 심할 때, 또는 관절염 초기 증상일 때는 자리에서 일어나 발끝을 11자로 모으고 가볍게 걸어보라. 한결 기분이 좋아질 것이다.

▶ **체크 포인트**
- 발끝이 정면을 향하게 11자로 걷는다.
- 무릎과 무릎을 스치면서 발끝이 정면을 향하게 곧게 내딛는다.

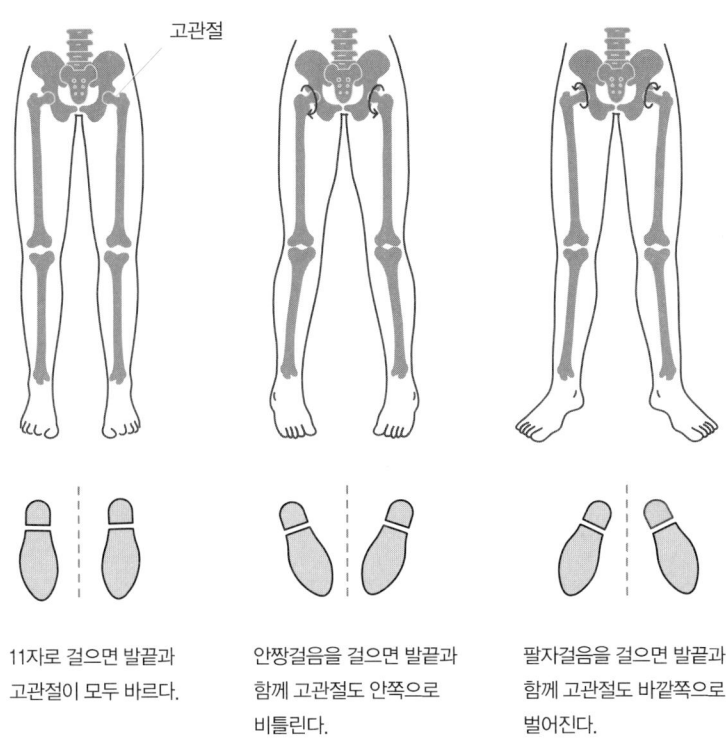

11자로 걸으면 발끝과 고관절이 모두 바르다.

안짱걸음을 걸으면 발끝과 함께 고관절도 안쪽으로 비틀린다.

팔자걸음을 걸으면 발끝과 함께 고관절도 바깥쪽으로 벌어진다.

걸음걸이에 따른 발과 고관절의 모양

장생보법 배우기 ❷ 용천을 지압하듯이 걸어라

장생보법의 가장 큰 특징이 '용천지압'이다. 용천은 동양의학에서 가장 중요시하는 경혈 중의 하나다. 용천湧泉은 '샘물이 땅속에서 분출하듯이 인체에 있는 생명의 기가 샘처럼 솟아오른다'는 뜻을 담고 있다. 용천의 위치는 발바닥 길이를 3등분했을 때 앞쪽에서 1/3이 되는 곳으로, 사람 인人자 모양으로 갈라진 곳에 있다.

편안하게 바로 서서, 발바닥 중심에서 약 1도 정도 앞쪽에 힘을 준다. 아주 살짝 앞을 향한다는 느낌으로 설 때 자연스럽게 발바닥 용천에 무게가 실린다.

발바닥 전체로 바닥을 누르듯이 섰을 때 안정감이 있듯이, 걸을 때도 용천에 의식을 두고 발가락에 힘을 주면 스프링처럼 몸무게가 고루 분산되어 관절에 부담이 가지 않고, 발걸음도 가벼워진다. 용천에서 발가락까지 힘을 주고 땅을 움켜쥐듯이 걸어라. 발가락까지 힘이 잘 실리지 않을 때는 뒷장에 나오는 발끝 운동으로 발가락을 단련시켜라. 자연스럽게 발가락에 힘이 가면서 발뒤꿈치에 실려 있던 몸무게도 앞쪽으로 옮겨진다. 용천과 발가락을 얼마나 잘 눌러주느냐에 따라 뇌에 전달되는 파워가 달라진다.

▶ **체크 포인트**

- 바르게 서서 몸을 1도 정도 앞으로 기울인다.
- 용천에 버튼이 달렸다고 생각하고 지압하듯 꽉꽉 눌러보라.
- 마음속으로 '용천지압!'을 외면서 발가락까지 힘을 주며 걷는다.

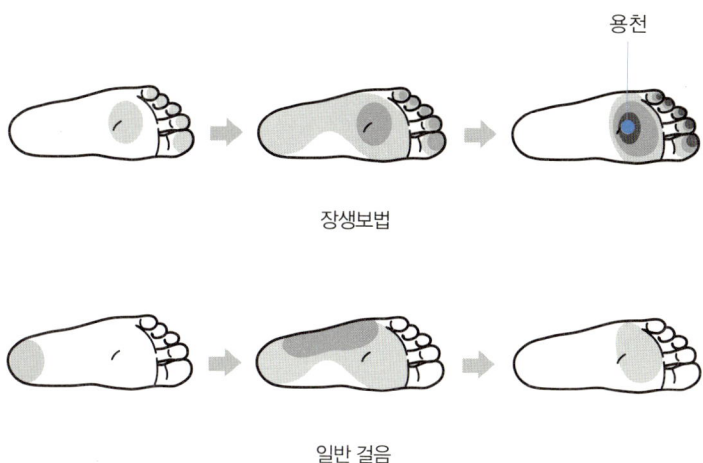

장생보법

일반 걸음

장생보법은 일반 걸음과 달리 발바닥 용천과 발가락 끝까지
의식을 집중해 힘을 주며 걷는 걸음이다.

장생보법 배우기 ❸ 꼬리뼈를 말고 걸어라

꼬리뼈를 마는 이유는 몸의 에너지 중심인 단전에 기운이 가장 잘 모일 수 있는 각도를 만들기 위해서다. 꼬리뼈를 말아올리면 항문을 조이게 되고 항문을 조이면 자연스럽게 엉덩이를 치켜올리게 된다. 그때 자연스럽게 단전에 기운이 모이고 비틀어진 골반도 중심을 잡게 된다. 골반이 중심을 잡으면 척추가 바르게 되고, 골반 안의 소화기와 생식기 등 모든 장기들의 기능이 강화된다.

꼬리뼈를 마는 방법은 간단하다. 엉덩이를 앞으로 살짝 밀어붙이기만 하면 된다. 꼬리뼈를 말면 항문이 조여지면서 순간적으로 압력을 받은 물줄기가 위로 솟구치듯, 허리 뒷편에 있는 신장의 물 기운이 척추를 타고 올라가 머리 위에서 분수처럼 터진다. 물줄기가 전신을 뒤덮으며 쏟아져 내리면 뜨겁던 머리는 시원해지고 충혈된 눈도 맑아진다. 얼굴과 피부는 반짝반짝 윤기가 돌고 바짝 마른 입 안에 달콤한 침이 고이며 마음도 아주 평온해진다. 이것이 모두 꼬리뼈를 말 때 쏟아져 내리는 기에 의한 것이다.

▶ **체크 포인트**
- 척추의 제일 아랫부분인 꼬리뼈를 살짝 말아준다.
- 꼬리뼈 말기가 어려우면 엉덩이를 앞으로 살짝 밀어붙이고 걸어보라.

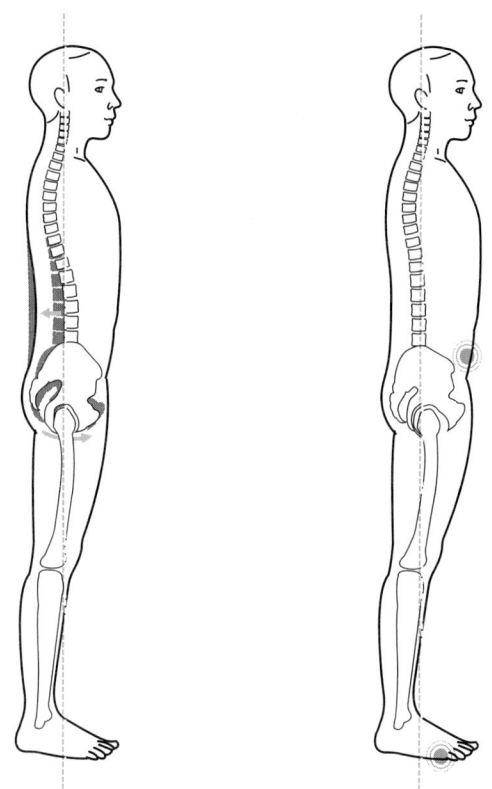

바로 섰을 때(왼쪽)와 꼬리뼈를 말았을 때(오른쪽)의 척추 모양.
꼬리뼈를 말면 척추 선이 완만해져 허리의 부담이 줄고, 단전에 힘이 들어간다.

장생보법 따라하기 – 걸을수록 기운이 쌓인다

장생보법 배우기 ❹ 정면을 바라보고 신나게 걸어라

고개를 뒤로 젖히거나 앞으로 숙이면 머리의 무게가 경추를 내리 누르게 되어 호흡에 좋지 않은 영향을 미친다. 턱을 살짝 앞으로 당겨주고 시선이 정면을 향할 때 경추도 쭉 펴지면서 뇌로 가는 에너지 흐름이 원활해진다.

고개를 드는 것과 숙이는 것의 차이가 우리 몸에 미치는 영향은 크다. 목은 경락, 혈관, 신경을 통해 우리 몸의 에너지와 혈액이 뇌로 흐르는 가장 중요한 곳이다. 턱이 들릴 만큼 고개를 지나치게 젖히거나 반대로 고개를 푹 숙이고 있으면 몸에서 뇌로 가는 길목이 막혀 기혈 순환이 원활하지 못하고, 이로 인한 근육통과 경추의 부담이 척추 전체의 균형을 깨뜨린다.

고개를 들고 경쾌하게 걷는 모습은 보기만 해도 기분이 좋아진다. 또 경쾌하게 걸으면 몸도 마음도 젊어진다. 허리를 반듯하게 세우고, 당당하고 신나게 걸어라. 그러나 지나치게 쿵쿵거리며 힘을 주거나 발이 바닥에 닿는지 안 닿는지도 모를 만큼 팔랑거리는 것은 오히려 단전의 힘을 흩어지게 하므로 주의한다.

▶ **체크 포인트**
- 시선은 정면을 바라보고 턱은 살짝 당겨 고개를 들고 당당하게 걷는다.
- 팔은 자연스럽게 흔든다.

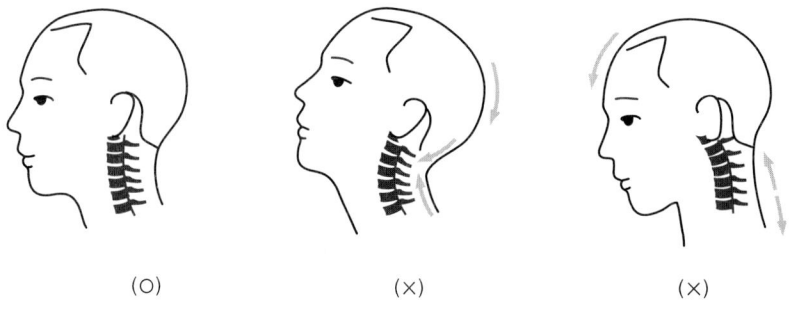

(O)　　　　　　(X)　　　　　　(X)

시선에 따른 경추의 모양. 고개를 뒤로 젖히거나 앞으로 숙이면 머리의 무게가 경추를 내리눌러 뇌로 가는 에너지의 흐름을 방해한다.

장생보법 배우기 ❺ 자신의 몸을 느끼면서 걸어라

걷는 것은 발로만 하고, 물건을 드는 것은 손으로만 하는 것 같지만 그렇지 않다. 아무리 익숙한 동작이라도 뼈와 근육 하나하나가 호응하며 이루어져야 건강하고 편안하다. 그래서 한 걸음 움직일 때 고관절, 허리, 어깨, 팔 등 몸 전체가 함께 호응하도록 해줘야 한다.

손을 주머니에 푹 찔러넣은 채 고개를 숙이고 발로만 움직이는 사람은 어깨와 목이 굳고, 허리에 부담이 생기면서 고관절까지 뻣뻣해진다. 몸 전체를 느끼며 걷기 위해서는 바른 자세가 기본이다. 장생보법의 기본 자세를 염두에 두고 발바닥 용천에서 정수리 백회가 하나로 연결된다는 느낌으로 걸어보라. 자신의 몸에 의식을 두고 걷는 걸음은 그 자체로 건강 수단이 된다.

용천에서 백회까지 에너지를 하나로 연결해서 걷다 보면 어느 순간 몸의 리듬을 느끼게 된다. 몸의 리듬을 타면서 자연스럽고 즐겁게 걸어보라. 걸으면서 자신의 몸과 마음을 바라볼 때 내면의 평화를 느낄 수 있고, 감정에서 벗어나 보다 객관적인 눈으로 올바른 판단을 내릴 수 있다. 자기 안의 리듬이 살아날 때 감각이 깨어나 창조적인 아이디어가 솟아난다.

▶ **체크 포인트**
- 발바닥(용천) - 단전 - 가슴 - 정수리(백회)가 하나로 연결되는 느낌으로 걷는다.
- 걸으면서 불편한 곳은 없는지 몸의 느낌에 마음을 집중한다.

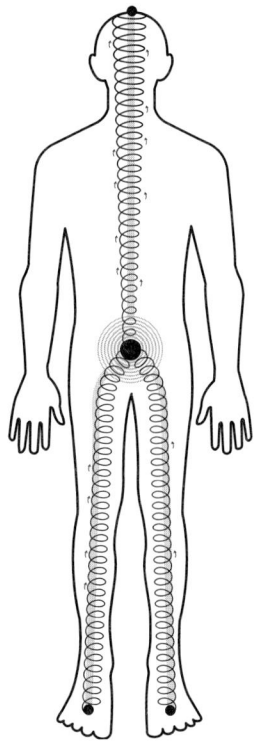

발바닥 용천에서 단전을 거쳐 정수리 백회가 하나로 연결된다는
느낌으로 걸으면 자기 안의 리듬이 살아난다.

장생보법의 효과

- 관절이 유연해지고, 하체 근육에 힘이 생긴다.
- 아랫배 단전과 손발이 따뜻해진다.
- 머리가 맑아지고, 입에 단침이 고인다.
- 자세가 바로잡히고, 운동이 하고 싶어진다.
- 몸에 힘이 생기면서 삶에 의욕이 생긴다.
- 마음이 편안해지고, 대인 관계가 너그러워진다.
- 발목이 가늘어지고 배에 군살이 빠진다.
- 우울증이 사라지고 성격이 밝아진다.

장생보법 걷기 명상 ❶ 몸의 균형 맞추기

장생보법을 잘 하기 위해서는 몸의 중심을 잘 잡고 체중을 고루 분산하여 몸을 편안하게 이완해야 한다. 바르게 서서 몸이 균형을 이룰 수 있도록 불필요한 힘을 빼고 편안한 마음으로 자신의 몸에 집중해보자. 자연스럽게 호흡을 하면서 긴장되었다고 느껴지는 부분에 힘을 빼준다. 목을 좌우로 가볍게 흔들어서 힘을 빼고, 어깨도 툭툭 털어준다. 가슴이 편안해지도록 등을 펴주고 허리, 엉덩이, 허벅지, 무릎, 발목까지 차례로 힘을 빼준다.

　힘을 뺄 때마다 몸이 툭 떨어지는 느낌이 들 것이다. 이제 상체, 하체의 힘을 빼고 몸을 편안하게 이완하면 체중이 발바닥에 실린다. 발바닥 전체로 땅을 누르듯이 서서 발바닥 용천을 느껴본다. 이때 발바닥으로 땅을 누르는 좌우 힘의 크기가 같은가? 대부분 어느 한쪽에 힘을 주는 것이 습관이 되어 있기 때문에 90%의 사람들이 좌우 힘의 크기를 다르게 느낀다고 한다. 체중이 한쪽으로 치우치지 않고 양 발에 1:1로 고루 실리도록 조절해서 몸의 중심을 잡아준다.

　몸의 좌우 균형이 맞으면 호흡이 한결 편안해지고 깊어진다. 자기 몸에 의식을 두고 긴장을 푼 다음 균형을 맞춰주면, 잘못된 자세로 인해 조금씩 틀어진 척추나 골반의 불균형을 바로잡을 수 있다.

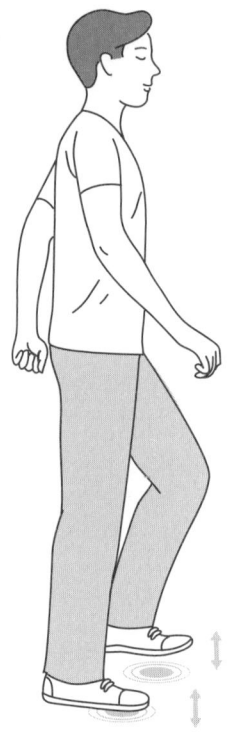

❶ 눈을 감고 몸에 집중한다.
❷ 목 – 어깨 – 가슴 – 허리 – 엉덩이 – 허벅지 – 무릎 – 발목의 힘을 차례로 뺀다.
❸ 양발에 체중이 고루 실렸는지 느껴본다.
❹ 오른발, 왼발의 힘의 균형을 맞춰준다.
❺ 편안하게 호흡을 하며 천천히 제자리에서 걸어본다.

장생보법 걷기 명상 ❷ 용천과 장심으로 충전하며 걷기

바쁘게 돌아가는 생활 속에서 정작 중요한 자기 자신을 놓치고 있지는 않은가. 한 걸음, 한 걸음에 집중하면서 자신과 만나는 시간을 가져보자. 명상은 눈감고 앉아서만 하는 것이 아니다. 조용한 공원이나 학교 운동장과 같이 안전한 곳에서 평상시의 걸음보다 천천히 걸으면서 명상할 수 있다. 몸의 긴장을 풀고, 용천에 의식을 두면서 발바닥 전체로 바닥을 움켜쥐듯이 장생보법으로 천천히 걸어보자.

한 발 한 발 내디딜 때마다 3초 동안 지그시 바닥을 누르며 발바닥에 집중한다. 이때 손은 손목을 90도로 꺾어서 손바닥을 아래로 향한다. 손가락을 펴서 손바닥 가운데 있는 장심을 느끼면서 걷는다. 발바닥으로 땅을 누르듯이 손바닥으로 땅을 살포시 누른다는 느낌으로 걸어보자. 걸음에 안정감이 느껴진다.

용천과 장심은 우리 몸의 에너지가 들고나는 주요 혈자리이다. 자연스럽게 호흡하며 용천과 장심으로 땅의 에너지를 몸으로 받아들인다고 상상하면서 천천히 걷는다. 한 걸음 디딜 때마다 에너지가 용천에서 무릎, 허벅지 안쪽을 지나 아랫배 단전, 단전에서 척추를 타고 뇌에 전해지는 것을 상상해본다.

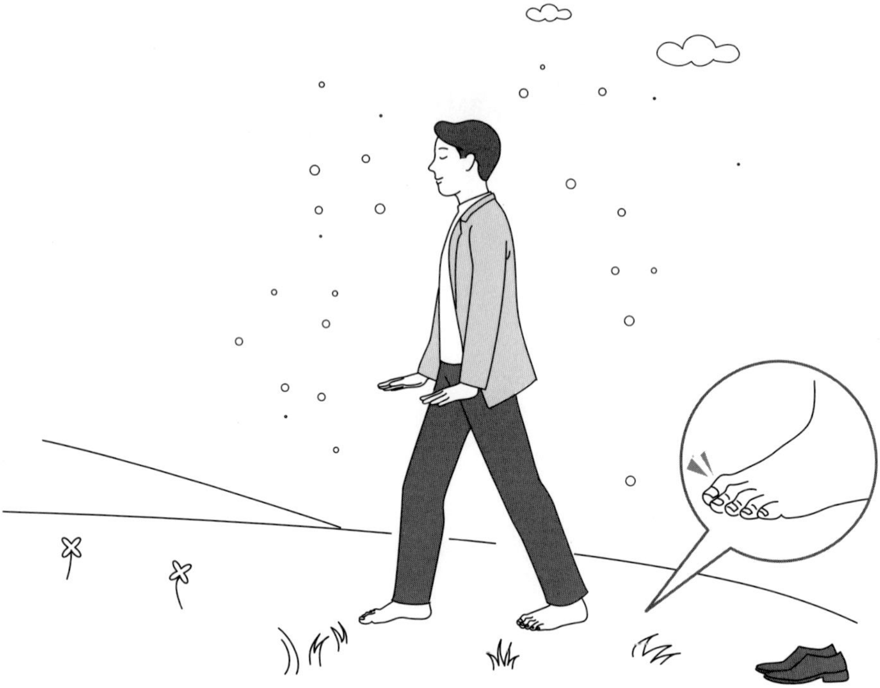

❶ 몸은 편안하게 하고, 몸에 집중하면서 천천히 걸음을 옮긴다.
❷ 한 발을 뻗어 발바닥 전체로 바닥을 움켜쥐듯 내려놓은 후 3초 동안 지그시 바닥을 누른다.
❸ 천천히 다음 발을 옮긴다.
❹ 손목은 90도로 꺾어서 손바닥이 아래로 향하게 한다.
　손가락을 쫙 펴서 양 손바닥의 가운데 있는 장심을 느끼면서 걷는다.
❺ 꼬리뼈를 살짝 말고 무릎과 무릎을 스치듯이 걷는다.
❻ 주위를 둘러보지 말고 시선을 허공에 두고 걷는다.

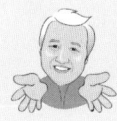 **맨발 걷기** 맨발로 걷는 것도 좋다. 신발과 양말을 벗고, 발바닥 전체로 땅을 움켜쥐듯 걸어보라. 한 걸음 한 걸음 천천히 발바닥의 느낌에 집중해보라. 10분 정도만 맨발로 걸어도 머리가 시원해지고 피로가 빨리 풀리는 것을 느낄 수 있다.

• 장생 건강법 •

걷기 명상을 잘 하려면

1. 코스를 찾아라
공원이나 산책로와 같이 당신이 10분 동안 조용하고 안전하게 걸을 수 있는 곳을 찾아라. 평소의 페이스를 지키며 천천히 걷자.

2. 몸에 집중하라
발에서부터 시작하여 발목과 종아리, 골반, 배와 척추 등 신체의 각 부위를 차례로 떠올리며, 관절의 움직임과 신체의 각 부위가 어떻게 반응하는지 느껴보자.

3. 긴장을 풀어라
근육의 움직임에만 집중하자. 어느 부위가 뻣뻣하다면 걷기를 통해 긴장을 풀어라. 만약 머릿속에 다른 생각이 떠오른다면 그것을 인정하고 다시 집중하라.

4. 서서히 멈춰라
걷기가 막바지에 이르면 서서히 걸음을 멈춘다. 가볍게 몸을 풀어주는 기체조를 하며 다시 의식을 깨워라.

장생 체질을 만드는 손·발 운동

손은 제2의 두뇌라고 할 정도로 뇌기능 발달과 밀접한 관계가 있다. 그래서 어린아이들에게 손놀이를 많이 시킨다. 우리의 전통적인 손놀이인 잼잼, 짝짜꿍이 두뇌 개발 놀이로 새롭게 인식되고 있다.

한의학에서는 다섯 개의 장부와 다섯 손가락이 연결되어 있다고 보고 간이 좋지 않을 때는 엄지손가락을, 심장이 좋지 않을 때는 집

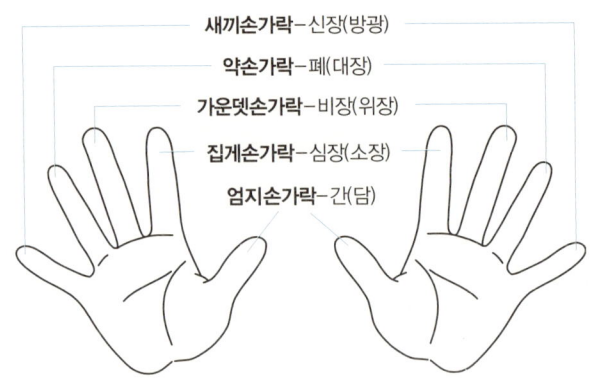

게손가락을 다스렸다. 손끝까지 기혈 순환이 잘 될 수 있도록 체조를 해줘서 장생 체질로 만들 수 있다.

우리 몸에서 심장과 가장 먼 곳에 있는 것이 발이기 때문에 발바닥에서 펌프 작용이 원활하지 못하면 혈액순환에 장애가 생긴다. 발 역시도 제2의 심장이라고 할 정도로 몸 전체의 순환에 영향을 미친다.
 스트레스나 비만 등 여러가지 이유로 손끝, 발끝까지 기혈 순환이 원활하지 않으면 나이에 상관없이 손발이 차거나 심하면 시리기까지 한다. 손끝, 발끝까지 에너지가 전달되면 심신이 가벼워지고 기분도 상쾌해진다.

왠지 몸에 힘이 없을 때 발가락에 힘을 준다거나 주먹을 쥐었다 폈다만 해도 몸에 힘이 생기는 것을 느낄 수 있다. 손끝, 발끝 운동처럼 근력도 키우고 뇌도 젊게 하는 동작은 많이 하면 할수록 좋다. 나이가 들수록 근력은 약해지고, 뇌도 쓰는 방식대로만 쓴다. 손가락, 발가락 힘을 키우면서 기혈 순환을 촉진시켜주는 간단한 동작을 통해 뇌도 활성화시키고 힘도 키워보자.

1. 양 손가락 걸고 당기기

손가락의 힘을 키우면서 어깨 근육을 강화하는 동작이다. 어깨 높이까지 들어올려 손가락과 어깨에 힘이 들어가는 것을 느끼며 잡아당긴다. 이 동작은 손가락 힘을 키워줄 뿐만 아니라, 어깨 근육을 단련하여 사십견, 오십견 같은 어깨 통증을 예방하는 데 효과적이다.

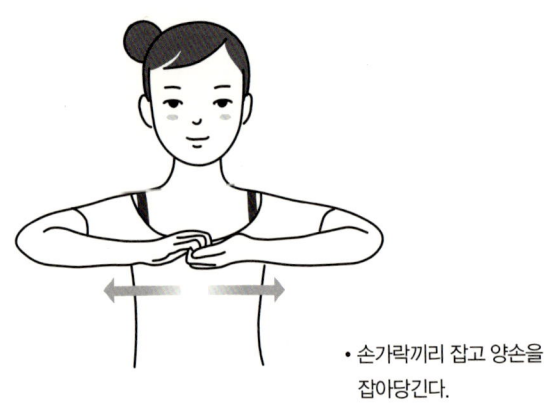

• 손가락끼리 잡고 양손을 잡아당긴다.

❶ 가슴 앞에서 오른손은 손바닥을 아래로 하고, 왼손은 위로 한다.
❷ 손가락끼리 서로 잡고 팔꿈치를 어깨높이까지 들어올린다.
❸ 손가락에 지그시 힘을 주고 잡아당기면서 7~10초간 유지한다.
　숨을 들이마시면서 잡아당기고, 내쉬면서 힘을 풀어준다.
❹ 10초 쉬고 양손의 위치를 바꿔서 당긴다.
❺ 손의 위치를 바꾸면서 각각 3회씩 반복한다.

2. 손끝 밀기

손끝의 감각을 살려 기혈 순환을 원활하게 해주는 동작이다. 각 손가락과 연결되어 있는 장기의 기능을 높여주고, 손끝을 자극해줌으로써 뇌 기능을 활성화시킨다. 손끝에 집중해서 동작을 취하면 손이 따뜻해지고, 머리가 시원해진다. 정신이 산만해질 때 눈을 감고 손끝의 느낌에 집중하면서 손끝을 마주대고 두드리기를 해주면 집중력도 좋아진다.

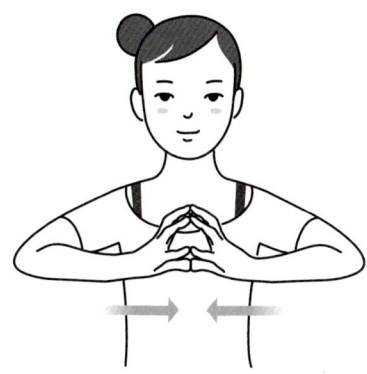

❶ 엄지손가락은 엄지손가락끼리, 집게손가락은 집게손가락끼리 각 손가락끼리 손끝을 마주 댄다. 이때 팔꿈치가 몸에 붙지 않게 살짝 들어준다.
❷ 어깨와 목에 힘을 빼고 손가락에 지그시 힘을 줘서 밀어낸다.
❸ 10초 정도 지나면 천천히 손에 힘을 뺀다.
❹ 손을 툭툭 털어주면서 3회 반복한다.

3. 벽 짚고 손가락 푸시업

푸시업은 근력만 있다면 좁은 공간에서 손쉽게 할 수 있는 전신운동이다. 바닥에 손을 대고 푸시업을 하기가 쉽지 않을 때는 벽을 짚고 푸시업을 하면 된다. 특히 손끝을 세워서 하게 되면 손가락에 힘이 들어가 기혈 순환이 촉진된다.

머리에 에너지가 집중되어 머리가 묵직하고 열이 날 때 잠시 푸시업을 해주면 머리에 있던 열이 단전으로 내려가 머리는 시원해지고 업무의 집중도는 높아진다. 푸시업을 꾸준히 하면 기혈 순환이 원활해지면서 심장과 폐 기능이 좋아지고, 근육과 뼈가 튼튼해져서 근력과 지구력이 강화된다.

❶ 벽과 1m 정도 거리를 두고 선다.
❷ 팔은 어깨 높이만큼, 어깨 넓이만큼 벌려서 벽에 손을 짚는다.
❸ 손가락을 세우고, 팔을 굽혔다 펴준다. 이때 몸은 일직선을 유지한다.
   탄력을 이용하지 말고, 손가락과 팔의 힘으로 몸을 밀어낸다.
❹ 발뒤꿈치가 바닥에서 떨어지지 않도록 한다.
❺ 팔과 어깨만이 아니라 배와 다리, 몸 전체의 힘을 균일하게 사용한다는 느낌으로 한다.
❻ 처음 할 때는 자신이 할 수 있는 만큼만 하고 점점 개수를 늘려간다.

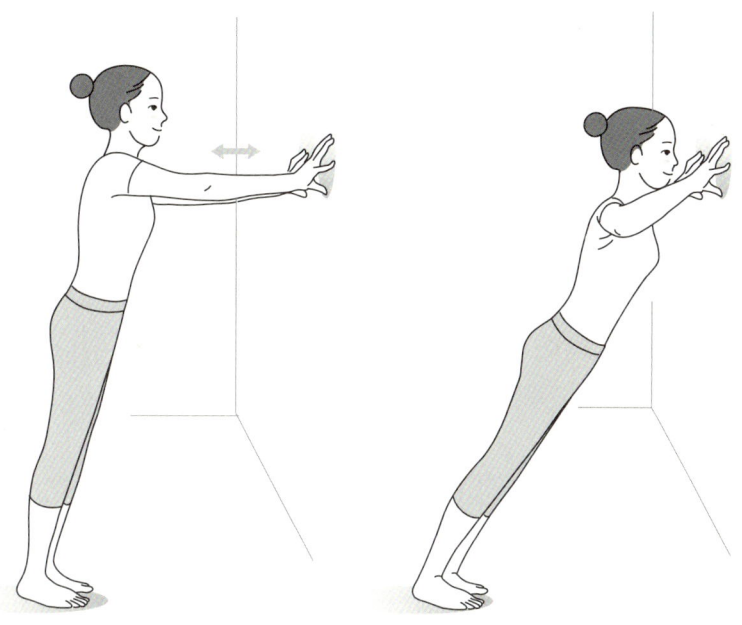

Tip 처음 1단계는 벽 짚고 푸시업, 2단계는 바닥에 무릎을 대고 푸시업, 3단계는 일반적인 자세로 난이도를 높여간다. 처음부터 무리하게 손가락으로 하지 말고 일반적인 푸시업부터 시작한다. 기본 푸시업의 개수가 늘면서 근육에 힘이 생기면 손가락 푸시업도 잘 할 수 있게 된다.

4. 발가락 가위바위보

발끝까지 기혈 순환을 촉진하는 동작으로 발가락 가위바위보가 있다. 놀이처럼 가위바위보 동작에 집중하다 보면 간단해 보이는 동작이지만 발가락에 힘이 많이 들어가 자연스럽게 발끝까지 기혈 순환이 잘 된다. 발이 따뜻해지고 다리 부종이 없어지고, 피로도 빨리 풀린다.

자녀들과 함께 온 가족이 함께 발가락 가위바위보 놀이를 해보자. 평소에 발가락까지 신경을 쓰지 않는데 발가락 근육을 단련해주면 뇌를 유연하게 하여 두뇌 개발에도 도움이 된다.

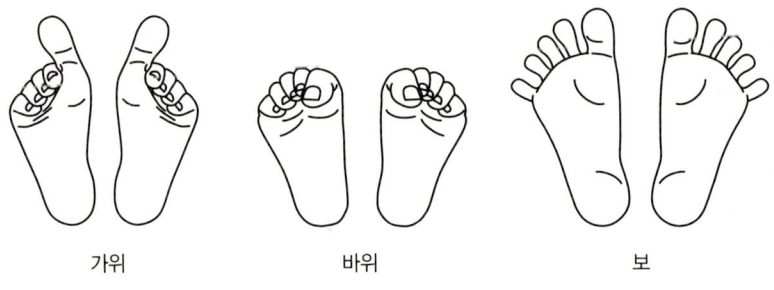

가위   바위   보

❶ 가위 : 엄지발가락만 세우고, 나머지 발가락을 오므린다.
❷ 바위 : 발가락을 최대한 오므린다.
❸ 보 : 발가락을 쫙 편다.

5. 까치발 서기

까치발 서기는 발가락의 힘을 키워줄 뿐만 아니라 무게 중심이 앞쪽으로 옮겨지면서 아랫배 단전에 에너지가 모이게 한다. 발목이 삐어 인대가 늘어나면 발목에 통증이 와서 걷기가 불편한데 이때 이런 동작을 틈틈이 해 주면 발목 근육을 강화하여 잘 삐지 않게 된다.

중심 잡기가 어려워 까치발 서기가 잘 안 되는 경우, 몸의 자세가 틀어진 상태로 억지로 서지 말고 손으로 벽이나 탁자를 잡고 상체를 반듯이 세워 균형을 유지한다.

❶ 발 모양이 벌어지지 않게 11자로 선다.
❷ 발뒤꿈치를 바닥에서 떼고 까치발로 선다.
　다섯 발가락에 골고루 힘을 준다. 발뒤꿈치를 최대한 들어올린다.
❸ 7초간 유지한다.
❹ 발뒤꿈치를 천천히 내려 발바닥 전체에 체중을 싣는다.
❺ 10초 정도 쉬면서 5회 정도 반복한다.

6. 발로 수건 집어올리기

발가락 관절을 부드럽게 해주면서 발가락의 힘을 강하게 해주는 동작이다. 양발을 사용해 좌우뇌에 고루 자극을 줄 수 있도록 한다. 발가락의 근육이 단련되고 움직임이 정교해지면서 두뇌 활성화에도 도움이 된다.

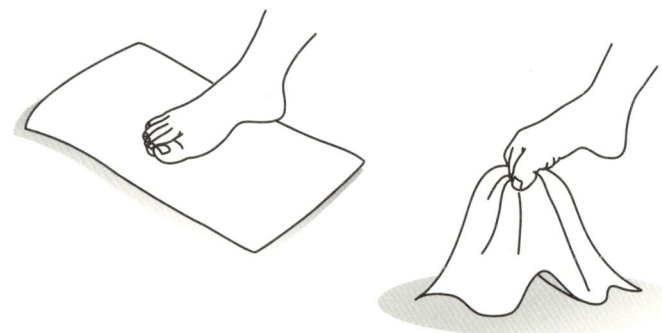

❶ 바닥에 수건을 깔고, 의자나 바닥에 앉아서 수건 위에 발을 올린다.
❷ 발가락으로 수건을 움켜쥐어 끌어당긴다.
❸ 오른발, 왼발 번갈아서 해준다.

Tip 발가락의 힘을 키우고 싶으면 수건에 무게가 있는 물건을 올려놓은 후 수건을 끌어당긴다.

• 장생 건강법 •

인체의 축소판

우리 몸은 손끝, 발끝에서 뇌까지 모두 하나로 연결되어 있다. 우리 몸의 가장 끝에 있는 손끝, 발끝을 자극해주면 전신의 기혈 순환이 원활해지고, 뇌 기능도 좋아진다.

손바닥, 발바닥을 인체의 축소판이라고 한다. 인체의 모든 기관이 손바닥, 발바닥과 연결되어 있으므로 반사점을 자극하면 해당하는 부위가 건강해진다. 장생보법으로 걸을 때 발가락에 힘을 주라는 데에는 두뇌 개발의 비밀이 들어 있다. 5개의 발가락이 뇌에 해당하는 부위이기 때문이다. 특히 엄지발가락에 대뇌, 뇌하수체, 뇌간의 반사점이 있다. 손바닥도 마찬가지로 손끝이 뇌에 해당하는 부위이고, 엄지손가락에 대뇌, 소뇌, 뇌하수체, 뇌간의 반사점이 있다. 손끝, 발끝 운동을 꾸준히 해주면 기혈 순환뿐만 아니라 뇌도 건강해진다.

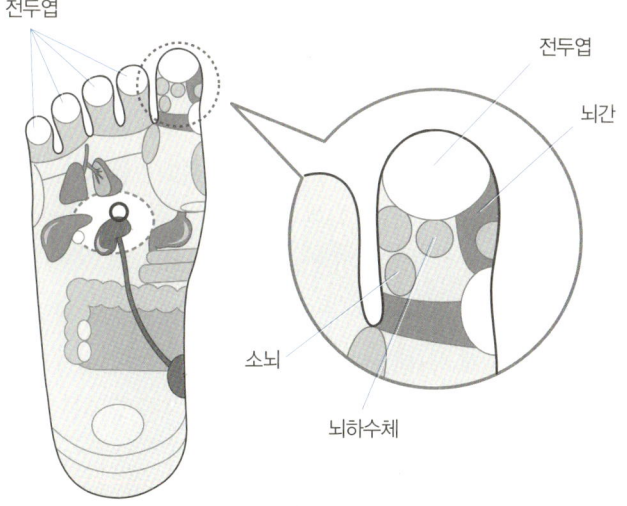

장생보법 따라하기 - 걸을수록 기운이 쌓인다

장생 체질을 만드는 뇌체조 5

1. 온몸 털기

온몸 털기는 반동과 진동을 이용해 몸 구석구석에 정체되어 있는 에너지를 털어내고 온몸의 기혈 순환을 돕는 운동이다. 세포 하나, 모세혈관 하나까지 모두 깨워준다. 전신에 힘을 빼고 들썩들썩 흔들면 자연히 무게중심이 아랫배로 내려가고 하체에도 힘이 생긴다.

성인병의 대부분은 혈관이 막히는 데서 시작한다. 건물이 30~40년쯤 지나면 수도관과 배수관이 녹이 슬어 제 구실을 못하고 막힌다. 우리 몸도 40대가 되면 온몸 구석구석 뻗어 있는 혈관이 탄력을 잃고 내벽에 콜레스테롤이 끼어 혈관이 좁아지면서 혈압이 오르고 혈액순환에 장애가 생긴다.

혈액순환이 안 되면 손발이 차고 저리며 뒷목이 당기고 어깨가 결릴 뿐만 아니라 기억력이 감퇴하고 만성피로에 시달린다.

아침에 잠자리에서 일어나서 온몸 털기를 하면 온몸의 세포가 깨어나면서 하루를 상쾌하게 시작할 수 있다. 오후에 몸이 나른해지거나 뻐근해지면 손끝, 발끝까지 기혈 순환이 원활해지도록 온몸 털기를 해보자. 1분만 해줘도 효과는 충분하다.

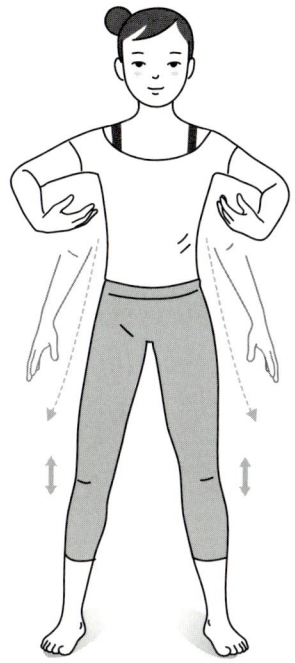

❶ 양발을 11자가 되게 해서 다리를 어깨 넓이로 벌리고 선다.
❷ 상체를 바로 세우고 손을 겨드랑이 밑으로 가져간다.
❸ 어깨에 힘을 빼고 손을 위에서 아래로 툭툭 털어준다.
❹ 1분 정도 반복한 후 멈추고 몸의 느낌에 집중한다.
❺ 손발을 가볍게 털어준다.

Tip 어깨나 팔에 힘이 들어가면 관절에 무리가 가므로 힘을 빼고 가볍게 툭툭 털어준다. 무릎에 반동을 주어 리듬을 타고 털어준다. 몸의 느낌에 집중하고 싶을 때는 눈을 감고 한다.

2. 단전 치기

만병의 근원은 배에 있다는 말도 있듯이 오장육부를 튼튼하게 하기 위해서는 항상 복부를 부드럽고 따뜻하게 해줘야 한다. 그러나 현대인들의 식습관을 비롯한 생활 습관은 장을 차갑고 굳게 만든다. 장이 풀려야 호흡을 해도 숨이 아랫배까지 내려갈 수 있고 단전에 힘이 생겨 건강하고 활력 넘치게 지낼 수 있다.

단전 치기는 양손으로 아랫배를 두드려주는 동작이다. 배를 두드릴 때 발생하는 진동으로 몸 속 장기에 눌러붙은 노폐물을 떨어낸다. 꾸준히 해주면 손발까지 기혈 순환이 원활해지고 정력과 기력이 강화된다. 처음에는 무리하지 말고 가볍게 시작하다가 차츰차츰 강도를 높이면서 500~1000개 정도 할 만큼 횟수를 늘려간다.

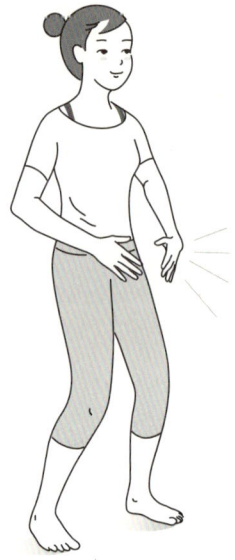

❶ 양발을 11자로 해서 어깨 넓이로 벌리고 선다.
❷ 어깨와 상체에 힘을 빼고, 무릎을 약간 구부린 상태로 아랫배에 살짝 힘을 준다.
❸ 손바닥을 살짝 오므린 상태로 배를 두드린다.
❹ 단전이 단련됨에 따라 두드리는 강도와 횟수를 늘려간다.
❺ 마무리할 때는 손바닥으로 아랫배를 시계 방향으로 쓸어준다.

3. 장운동

장운동은 아랫배를 움직여 장의 연동운동을 도와줌으로써 장을 깨끗이 하고 머리를 맑게 해주는 운동이다. 때와 장소에 관계없이 아랫배만 밀고 당기면 되는 아주 간단한 운동이지만 그 효과는 대단하다. 숙변을 제거하여 기혈 순환이 원활해지고, 살도 빠지고, 피부가 팽팽해져서 장생 체질로 만들어줄 것이다. 잠들기 전에 장운동을 해주면 아랫배가 따뜻해지면서 숙면을 하는 데도 도움이 된다. 변비 해소에 탁월하고, 순환기와 소화기도 좋아진다.

아랫배에 지그시 힘을 주고 500~1000회 정도 할 정도로 뱃심이 생기면 피로나 나른함이 사라져 활기차게 생활할 수 있다.

❶ 양발을 11자로 해서 어깨 넓이로 벌리고 선다.
❷ 무릎을 15도 정도 굽혀 양손을 아랫배에 올려놓는다.
❸ 호흡에 상관없이 자연스럽게 아랫배를 밀고 당긴다.
  (배가 등에 닿는 느낌으로 당기고, 풍선에 바람을 불어넣듯이 밀어준다.)
❹ 50회 정도로 시작해서 숫자를 점점 늘려간다.
❺ 마무리할 때는 손바닥으로 아랫배를 시계 방향으로 쓸어준다.

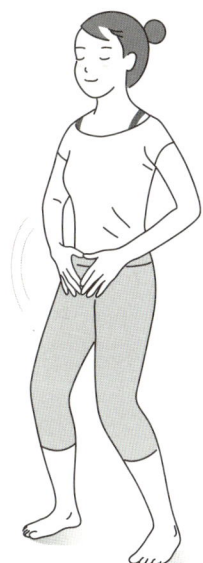

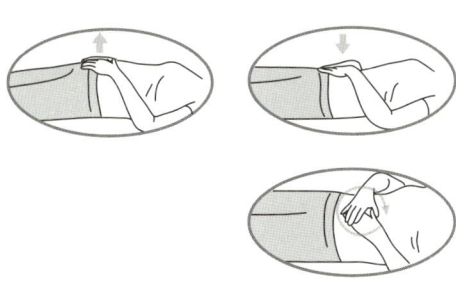

4. 발끝 부딪치기

머리를 많이 쓰는 직장인과 학생들은 상기된 기운을 단전으로 내리는 하체 단련을 꾸준히 해줄 필요가 있다. 발끝 부딪치기는 하체 전체가 단련되는 동작으로 발끝을 두드리면 모세혈관이 확장되면서 전신의 기혈 순환이 활발해져 손발이 따뜻해진다. 머리 쪽에 몰려있던 기운이 하체로 내려와 머리가 맑아지고 몸이 편안하게 이완되어, 두통이 있거나 잠 못 이루는 밤에 하면 숙면에 도움이 된다. 관절이 약한 경우, 지속적으로 해주면 무릎의 냉기를 없애고 고관절과 골반의 통증을 완화시켜 준다.

이 동작은 앉아서 TV를 보면서도 할 수 있고, 잠자리에 누워서도 할 수 있다. 한 번에 1000개 정도 할 수 있을 때까지 꾸준히 늘려보자.

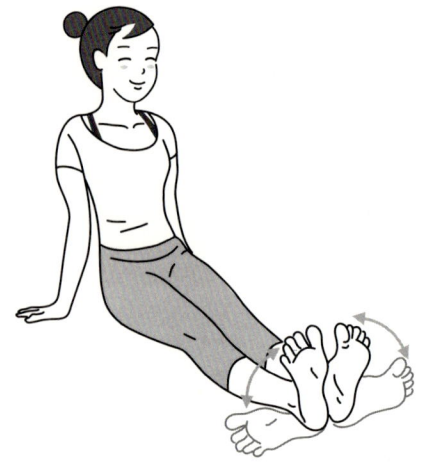

❶ 손을 뒤로 해서 등이 굽지 않게 허리를 펴고 편안하게 앉는다.
❷ 발뒤꿈치를 붙이고 발끝을 부딪친다.
❸ 부딪치는 각도를 크게 하고, 빠르게 할수록 좋다.
❹ 100회에서 시작해서 숫자를 늘려간다.
❺ 동작을 멈춘 후 발끝의 느낌에 집중한다.

5. 모관운동

모관운동은 두 팔과 다리를 들고 가볍게 진동을 주는 운동으로 아랫배 단전에 모인 에너지를 전신으로 퍼져 나가게 한다. 누워서 손발을 흔들어줌으로써 손끝, 발끝으로 몸 안의 탁한 에너지를 내보내고, 몸에 진동을 주어 세포와 뼈를 강화시킨다. 또한 주로 서 있거나 앉아서 생활하기 때문에 혈액이 하체에 침체되어 일어나는 하체의 노화를 방지한다. 전신의 혈액순환뿐만 아니라 뇌에 산소를 충분히 공급해 주기 때문에 뇌 세포의 활동이 활발해져서 기억력과 집중력이 향상된다.

모관운동은 고혈압이나 심장병, 관절염 등에 좋고, 목을 들고 했을 경우는 기관지 천식이나 갑상선 기능에도 좋다.

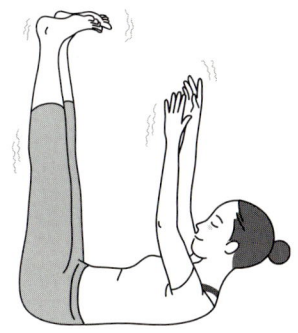

❶ 편안하게 자리에 누워 두 팔과 다리를 어깨 넓이로 들어준다.
❷ 팔은 손바닥이 마주보게 펴고, 다리는 무릎이 벌어지지 않게 한 후 머리를 든다.
   (처음에는 머리를 들고 하는 것이 힘든 경우, 머리를 바닥에 대고 한다.)
❸ 팔과 다리를 흔들지 말고 떠는 느낌으로 진동을 준다.
❹ 처음에는 1분 정도 진동을 주다가 머리부터 내리고, 두 팔과 다리를 내린다.
❺ 점점 시간을 늘려가면서 힘이 생기면 한 번에 5분 정도 해주면 좋다.

| 내가 해본 발끝 부딪치기 |

하루 10분으로 젊게 사는 비결

장준봉(71세), 전 경향신문사 사장, 현 국학원 상임고문

지난 2005년 가을, 친구들과 골프를 치고 집에 돌아와 자동차에서 골프채를 꺼내다 앞으로 넘어지듯 주저앉았다. 일흔이 넘으면 무릎도 약해지고 다리 힘도 떨어진다더니 그게 남의 일이 아니었다. 무릎이 약해지니 계단을 오르내리는 일도 쉽지가 않았다. 한참을 낑낑대며 겨우겨우 올라갔다. 약을 먹을까 하다가 단센터 지도자 한 분이 권해서 '발끝 부딪치기'를 매일 200번씩 하게 됐다. 발끝 부딪치기는 다리를 쭉 펴고 양발 뒤꿈치를 모으고 엄지발가락 모서리만 툭툭 쳐주면 되는 아주 간단한 운동이다. 200번씩 하는데 소요 시간은 2분 정도. 처음에는 2분도 지루하게 느껴졌다. 그래도 한번 시작했으니 효과를 볼 때까지 해보자는 믿음으로 틈나는 대로 발끝 부딪치기를 했다.

두 달쯤 지났을까. 무릎은 물론이고 다리 힘이 상당히 좋아져 행

동도 민첩해진 것을 느낄 수 있었다. 예전에는 테니스를 치면 허벅지와 종아리가 당기고 자주 쥐가 났다. 또 다음날까지 다리가 뻑뻑해서 애를 먹었는데 언제부턴가 그런 증상이 모두 사라졌다.

효과를 체험하자 발끝 부딪치기를 하는 재미가 쏠쏠해졌다. 발끝 부딪치기를 많이 할수록 좋다는 말에 200번에서 500번으로 그리고 5개월 뒤에는 1,000번으로 숫자를 늘려갔다. 이제는 하루라도 안 하면 몸이 찌뿌드드하다. 무릎 때문에 발끝 부딪치기를 시작했는데 지금은 무릎만 좋아진 게 아니라 몸이 10년 전보다 더 건강해진 느낌이 든다. 실제 배변도 좋아지고 얼굴색도 밝아졌다. 조찬모임에 나가면 다들 "무슨 좋은 일이 있느냐?" "무슨 약을 먹느냐?"고 인사를 한다.

일흔이 넘어가면 자연히 건강 얘기가 많아지는데 나는 그때마다 발끝 부딪치기를 알려준다. 요즘은 친구들 사이에서 발끝 부딪치기에 대한 입소문이 났는지 사방에서 문의가 들어온다. 제일 많이 묻는 게 "1,000번을 어떻게 세느냐?"는 것이다. 그래서 내가 해온 방식을 알려줬다. 처음에는 손가락으로 숫자를 세면서 하다가 나중에는 핸드폰으로 시간을 맞춰놓고 10분에 얼마나 하는가를 알아보았다. 10분이면 1,200번 정도였다. 요즘은 시간을 의식하지 않고 그냥 TV를 틀어놓고 뉴스를 보거나 라디오의 음악을 들으면서 한다고 알려줬다. 이렇게 하면 천천히 해도 3,000번 정도는 족히 할 수 있다고 했더니 친구들도 다들 그게 좋겠다며 고개를 끄덕인다.

이제 주변 친구들도 발끝 부딪치기의 효과에 감탄한다. 한 친구는 2시간마다 화장실에 가고 싶어 자주 잠을 깼는데 요즘은 5시간 정도 숙면을 취한다고 했고, 또 한 친구는 머리가 맑아지고 집중력이 좋아져 머리 회전이 빨라진 것 같다고 했다.

얼마 전에 나는 친구랑 바둑을 두려고 자동차를 몰고 나왔다가 안경을 두고 나온 적이 있다. 불안한 마음에 집으로 돌아가려고 교차로에서 신호를 기다리는데 건너편에 있는 표지판 글씨가 선명하게 보였다. 원래 안경을 안 쓰면 안 보이던 글씨였다. 그날 이후 따로 시력을 재보지는 않았지만 안경을 벗고 다닐 만큼 시력이 좋아졌다.

내가 발끝 부딪치기를 20여 개월간 해오면서 느낀 것이 있다. 운동도 이것저것 할 것이 아니라 하나라도 꾸준히 해줄 때 효과를 볼 수 있다는 것이다. 내 몸은 날마다 새로워지고 있고 내 기분도 나날이 젊어지고 있다. 나의 이 체험이 다른 이들에게도 도움이 되기를 바란다.

덧붙이는 말

나는 꿈을 위하여 걷는다

장생보법을 하면 뭐가 좋으냐고 묻는 사람들에게 나는 "무조건하고 한번 걸어보라"고 말한다.

'백문百聞이 불여일견不如一見이며, 백견百見이 불여일각不如一覺이고, 백각百覺이 불여일행不如一行' 이라는 말이 있다. 즉 백 번 듣는 것이 한 번 보는 것보다 못하고, 백 번을 보는 것이 한 번 깨닫는 것보다 못하고, 백 번을 깨달아도 실천하지 않으면 아무 소용이 없다는 뜻이다. 남들이 하는 이야기를 수백 번 들어도 자기가 직접 경험해보는 것만 못한 법이다. 실제로 장생보법의 효과는 사람 수만큼이나 다양하다.

관절이 좋아졌다, 위장이 좋아졌다, 요통이 사라졌다, 당뇨 수치가 떨어졌다, 피부가 고와졌다, 살이 빠졌다, 두통이 없어졌다, 불면증이 사라졌다 등등 수많은 사람들이 한 달도 채 안 되어 건강이 호전된 체험담들을 보내왔다. 유치원 아이들부터 나이 든 어르신들까지 고마움을 전하는 사연을 접할 때마다 나도 덩달아 마음이 흐뭇해진다.

앞으로 나는 이 사례들을 바탕으로 장생보법에 대한 더욱 과학적이고 체계적인 연구를 진행하려고 한다. 장생보법의 효과에 대한 객관적인 실험 데이터가 축적될수록 여기에 대한 신뢰도 더욱 커지리라 믿는다.

이 책을 읽는 독자들도 어서 장생보법의 효과를 체험했으면 좋겠다. '그냥 한번 해보자'는 가벼운 마음으로 장생보법의 첫 발을 내딛어보라. 틈틈이 시간을 내서 걷기만 하면 돈 한 푼 안 들이고도 평생 건강이 보장된다. 온 국민이 장생보법으로 걷는다면 심인성 질환의 80%는 해결될 것이고, 의료보험료의 절반은 절감할 수 있다. 이것이야말로 국가적으로 장려해야 마땅한 운동법이 아닌가.

또한 무슨 일이든 시작하기가 어렵지 작정하고 걷는 습관을 들이다 보면, 나중에는 몸이 먼저 걷고 싶다는 신호를 보낸다. 장생보법은 걸으면 걸을수록 즐거워지는 걸음걸이다.

걸음이 즐겁다고 느껴지면 당신은 장생 체질이 되었다고 생각해도 좋다. 그때는 다른 사람들에게도 장생보법을 가르쳐주고 싶은 마음이 우러나올 것이다. 몸이 건강해지고 마음에 여유가 생기면 누구나 뇌에서 남을 돕고 싶은 '홍익의 본능'이 작동한다. 장생보법으로 자신의 몸을 통해 적극적으로 행복을 창조하는 사람들을 나는 'HSP생활문화 창조자'라고 부른다.

진실로 건강해지면 많은 교육을 받지 않았어도, 종교적인 혹은 철학적인 신념이 없어도 옳고 그른 게 무엇인지, 사람으로서 걸어야 할 길이 어떤 것인지 그리고 어떻게 사는 것이 잘 사는 것인지를 상식적으로 판단할 수 있게 된다. 우리 주변에 HSP생활문화 창조자가 많아져야 하는 이유다.

원래 장생보법은 질병을 치료하기 위해 만든 것이 아니다. 장생보법은 우리 몸의 기혈 순환이 가장 원활하게 일어날 수 있도록 고안된 걸음걸이다. 따라서 걸음을 통해 인체의 면역력을 길러주고 자연치유력을 극대화함으로써 질병을 사전에 예방하는 심신 건강법이라는 데 더 큰 의의가 있다.

인생을 살아가는 데 가장 기본이 되는 것은 '건강한 몸'이다. 당신이 더 높은 수준의 건강과 행복을 원한다면 어떤 상황에서든 '내 몸은 내가 지킨다'는 책임 의식을 가져야 한다. 자신의 몸을 의사나 약에 의존하는 수동적인 태도가 아니라 '내 건강에 대한 책임은 스스로 진다'는 적극적인 태도로 임할 때 삶을 더욱 생기 있고 행복하게 살아갈 수 있다.

걷기만 잘해도 몸이 바르게 선다. 걷기만 잘해도 단전 가득 기운이 쌓인다. 걷기만 잘해도 두뇌의 불이 켜지며 자기도 모르게 술술 좋은 생각이 난다. 생각이 바뀌면 행동이 바뀌고, 행동이 바뀌면 운명이 바뀐다. 장생보법을 체험해본 사람들은 걸음걸이가 얼마나 중요한지를 알 것이다.

걸음걸이가 뇌에 어떤 자극을 주느냐에 따라 뇌파가 달라지고, 호르몬이 달라지고, 기분이 달라지고, 성격이 달라지고, 눈에 보이는 세상이 달라진다. 몸과 뇌는 불가분의 관계다. 몸의 움직임만큼 뇌에 직접적인 영향을 주는 것도 없다. 뇌는 육체와 정신이 만나는 신비한 공간이다. 몸을 통해 이루어지는 기적인 체험들은 뇌에서 영적인 현상을 일으킨다.

나는 지난 27년간 몸과 뇌의 관계에 관심을 가지고 다양한 방법으로 임상 실험을 해왔다. 뇌를 어떻게 잘 쓰느냐에 따라 개인의 운명은 물론 인류의 운명이 결정된다. 궁극적으로 장생보법도 뇌를 잘 쓰기 위한 걸음걸이다. 완전한 건강은 우리 몸을 진두지휘하고 있는 '뇌'를 건강하게 할 때 가능하다. 내 삶은 뇌를 자각하면서부터 달라졌다. 서른 살을 전후로 내 삶이 송두리째 바뀌었다. 더 정확히 말하면 나의 뇌가 완전히 바뀐 것이다.

◯ 내 삶의 이야기

내가 말을 배우고 처음으로 어머니께 한 질문이 있다.
"엄마, 나는 누구예요? 왜 여기에 있는 거죠?"
이제 막 말을 배운 어린아이가 그냥 궁금해서 했을 질문이겠지만 어머니는 그때 받은 충격을 잊지 못하셨다. 그래서 종종 나에게 그 얘기를 해주곤 하셨다. 생각해보라. 그런 질문에 어떤 답을 할 수 있겠는가?

아무도 속 시원히 대답해주지 않았기 때문에 결국 나는 스스로 답을 찾아야 했다. '나는 왜 태어났는가, 나는 누구인가, 왜 살아야 하는가?' 유년기와 사춘기를 거치는 동안 이 의문은 나로 하여금 식욕을 잃게 만들었고, 잠을 달아나게 했으며, 얼굴에서는 웃음을 빼앗

아갔다. 학창 시절에는 정상적인 학교 생활이 불가능했다. 책상 앞에 가만히 앉아 있으면 수많은 환영과 환청이 지나갔고 선생님 말씀은 도무지 귀에 들어오질 않았다. 얼마나 집중력이 떨어졌던지 글 한 줄 쓰는 것조차 힘이 들었고 성적은 늘 하위권을 맴돌았다.

학창시절에 받은 상이라곤 초등학교 2학년 때 담임 선생님이 주신 '노력상'이 전부였으며 고등학교를 졸업할 때까지 노트 한 권을 변변히 써본 기억이 없다. 언젠가 우연히 보게 된 고등학교 생활기록부에는 웬만해선 쓰기 어려운 교사의 평이 적혀 있었다.

'가능성이 없는 학생.'

다른 사람들이 보기에 나는 정말 문제가 많은 학생이었다. 하지만 내 눈엔 그들이 더 이상해 보였다. 자기가 누군지, 왜 사는지도 모르면서 어떻게 아무렇지도 않게 살아갈 수 있을까. 나는 존재에 대한 의문에 둘러싸여 그 어떤 것에서도 기쁨이나 삶의 의미를 찾을 수가 없었다. 지나가는 사람들이 꽃을 보고 감탄할 때조차 "꽃이 어디가 아름다운가요?" 하고 되물을 정도로 내 마음은 삭막했으며 지독한 염세주의자가 되어가고 있었다.

누구나 한 번쯤은 '왜 사는가?' 하는 삶에 대한 본질적인 의문을 품게 된다. 하지만 대부분은 적당한 선에서 그 의문을 벗어던지고 현실에 안주하며 나름대로 삶이라는 자기 그림을 그려나간다. 그런데 나는 도무지 그게 안 되는 사람이었다. 남들처럼 사회생활도 하고 결혼도 했지만 내 존재에 대한 의문은 사라질 줄을 몰랐다.

오랜 고민 끝에 결국 나는 사생결단을 하는 마음으로 모악산으로 들어갔다. 내가 누구인지를 알기 전에는 죽어도 산에서 내려가지 않을 작정이었다. 그리고 21일 동안 먹지도 않고 눕지도 않는 혹독한 수행을 감행했다. 보름쯤 지났을까. 나는 머리가 깨질 것 같은 고통 때문에 정신을 차릴 수가 없었다. 머리뼈가 늘어나는 것처럼 빠지직거리는 소리가 연신 고막을 울렸고, 눈은 빠질 듯이 아팠다. 뇌는 시들시들 쪼그라들면서 바짝 마른 느낌이 들었고 금방이라도 폭발할 것만 같았다. 뭐라도 먹거나 잠이라도 자지 않으면 죽을지도 모른다는 두려움이 엄습했다. 나는 고통을 피하기 위해 바위에다 머리를 부딪쳐보기도 했다. 그리고 더 이상 견딜 수 없는 상태에 이르렀을 때 나는 모든 노력을 포기했다.

그런데 바로 그 순간에 나의 내면에서 울려오는 한 목소리가 있었다.

'내 몸은 내가 아니라 내 것이다.'

아픈 것은 내 몸이지 내가 아니었다. 고통도 몸이 있고 감각이 있기 때문에 느끼는 것이지 몸이 없다면 무슨 고통이 있겠는가. 그러니 이 몸을 버린다면 모든 고통이 순식간에 사라지는 것이다. '내 몸은 내가 아니라 내 것'이라는 생각이 나를 뚫고 지나갈 때 내 머릿속에서는 "펑!"하고 엄청난 폭발음이 들려왔다. 나는 죽은 줄 알았다. 그런데 죽지 않고 살아 있었다. 죽을 것 같던 통증에서 해방되었을 뿐만 아니라 이전에는 한 번도 맛보지 못한 지극한 평화로움과 밝음이 내 앞에 펼쳐졌다. 온몸 세포 하나하나의 감각이 믿을 수 없을 정도로 확장되어 갔다. 그리고 천지사방 가득히 어떤 목소리가 울려 퍼졌다.

"나는 누구인가?"

동시에 대답이 들려왔다.

"나는 천지기운이다."

"천지기운 내 기운, 내 기운 천지기운."

"천지마음 내 마음, 내 마음 천지마음."

우주와 내가 둘이 아니었고, 산과 내가, 저 강과 내가 둘이 아니었다. 온 천지가 나와 함께 하나로 호흡하고 있었다. 나는 천지의 주인이었고 내 안에 천지가 있었다. 가슴에는 우주의 음악이 울리고, 피부로는 자연의 숨결이 드나들고 있었다.

나의 실체가 '천지기운'이라는 것을 알기까지 참으로 많은 시간이 걸렸다. 나는 천신만고 끝에 유년기부터 줄기차게 나를 괴롭히던 물음에 종지부를 찍을 수 있었다. 그때 내 나이 서른이었다. 이때부터 나의 삶이 바뀌었고, 내 인생이 달라졌다.

○ 나와 민족과 인류를 살리는 길

내가 깨달음을 얻고 내 안에서 솟아나는 사랑을 전하기 위해 처음으로 찾아간 곳은 안양 충현탑 공원이었다. 그곳에서 중풍 환자 한 명을 대상으로 무료 수련 지도를 한 것이 시작이었다. 중풍 환자가 완쾌되었다는 소문을 듣고 사람들이 모여들었고, 이것을 계기로 만 5년 만인 1985년에 서울 신사동에서 25평짜리 제1호 단학선원(현재 단월드)을 개원할 수 있었다. 그리고 단학선원을 개원하면서 최초로 교과서격인 〈단학, 그 이론과 수련법〉도 함께 펴내게 되었다. 나는 책 표지에 '나와 민족과 인류를 살리는 길'이라는 부제를 달았다.

당시 그 책을 출판했던 박기봉 사장은 단학을 통해 몸이 건강해진 걸 몸소 경험하고 나에게 출판을 제의한 사람이었다. 그는 서울대 출신의 엘리트로 정관계나 문화계 인사들과 폭넓게 교류하고 있었다. 지식인의 특성대로 이성적이고 논리적인 사장은 자신이 출판하는 책에 붙은 부제에 당황한 듯 "너무 거창하지 않느냐"고 물었다. 자칫 독자들에게 거부감을 줄 수 있으니 그냥 "건강에 좋다"고만 쓰라고 당부하기도 했다.

하지만 나는 그 말을 빼면 출판을 하지 않겠다고 말했다. 나는 건강법이나 운동법을 알리기 위해 단학을 보급하는 게 아니라 정말로 단학이 '나와 민족과 인류를 살리는 길'이라는 신념으로 책을 내는 것이라고 단호하게 말했다. 출판사 사장은 결국 내 고집을 꺾지 못했다.

나는 지금도 누렇게 바랜 그 책을 볼 때마다 가진 게 아무것도 없었지만 품은 뜻만큼은 지구를 덮을 만큼 컸던 당시의 내 모습이 떠오른다.

최근에 나는 신사동에 제1호 단학선원이 있던 장소에 가보았다. 지금은 국밥집이 된 건물을 둘러보며 거기서 제자들과 함께 밥을 먹었다. 우연히 그곳에 식사를 하러 온 회원들도 만났다. 그들이 먼저 계산을 하는 바람에 나는 공짜 밥을 먹었다. 장소에 대한 기억 때문인지 과거로 돌아간 것처럼 초창기 시절의 일들이 주마등처럼 지나갔다. 만 5년 만에 처음으로 눈비를 피할 수 있는 수련장을 갖게 되었을 때의 기쁨을 떠올리면 지금도 감회가 새롭다.

과거 22년 전에 비하면 많은 것이 달라졌다. 나와 민족과 인류를 살리기 위한 비전에 제자들과 회원들이 뜻을 같이해준 덕분에 이제 단월드는 국내에 360여 개 센터가 생겼고, 전국의 공원이나 직장에서 무료로 단학을 가르치는 센터도 3,200여 개에 달한다. 국외에는 미국 200여 개, 일본 50여 개를 비롯하여 영국, 캐나다, 독일, 브라질, 러시아 등의 나라에 퍼져나가 있으며, 미국 동서부와 캐나다에는 커다란 규모의 명상센터가 있다.

현재도 각국의 수요가 계속 늘어나고 있는데 인력 부족으로 파견을 못하고 있는 실정이다. 내가 '지도자' 라고 부르는 제자들은 3천 명을 넘어섰고, 나와 사제의 연을 맺지는 않았지만 역시 같은 뜻을 가진 사람들도 그들 이상으로 많아졌다.

하지만 나의 사명을 완성하려면 아직도 갈 길이 멀다. 이 세상 모든 사람들이 깨달음을 얻는 게 나의 최종 목적이다. 65억 전 지구인에게 영향을 미치려면 적어도 일억 명의 사람이 홍익인간이 되어야 한다. 그게 물리학에서 말하는 임계 수치다. 그러기 위해서 앞으로 전 세계에 36,000개의 센터가 개설되어야 한다.

지금은 이러한 내 신념을 좀 더 확신을 갖고 전달할 수 있게 되었지만 초창기에는 내 꿈이 너무 커서 이런 이야기를 하면 사람들은 나를 '돈키호테'라고 했다. 아무 밑천도 없이 '나와 민족과 인류를 살리겠다'고 벌이는 나의 행보가 그들 눈에는 그저 황당하고 엉뚱하게만 느껴졌던 것이다. 공원에서 수련 지도를 하면 사람들은 곧잘 이렇게 묻곤 했다.

"제가 건강해지면 인류가 좋아진다구요?"

"네, 그렇습니다. 몸이 건강해지면 행복해지지요? 행복해지면 마음이 평화롭지요? 그러면 가족이나 주변에 있는 사람에게도 좋은 기운을 줄 수가 있지요? 그게 파워입니다. 세상에는 자기만 아는 사람들이 있고, 제 민족만 아는 민족이 있어요. 자기 정당만 옳다고 하는 정당과 자기 종교만 옳다고 하는 종교만 있어요. 그러니까 이것들이 충돌하면서 불행하고, 불안한 사태를 만들어내요. 이제 정치와 종교로는 공통된 가치를 만들어낼 수 없어요. 이것은 나뿐만 아니라 지각 있는 사람들이 갖고 있는 공통된 생각이에요. 자, 그럼 무엇으로 공통된 가치를 만들 수 있지요? 바로 건강과 행복과 평화예요. 그것은 모든 사람들이 원하는 거예요. 이 가치만이 상호 간에 충돌을 일으키지 않아요. 이것이 나와 민족과 인류를 살릴 수 있는 가치예요. 나는 그 일을 위해 공원에 나오는 겁니다."

사람들은 진리의 방법치고는 너무나 단순해서 오히려 얼떨떨한 표정을 지었다.

"너무 쉽지 않아요?"

"쉬운 게 사실은 어려운 겁니다. 여기서 말하는 건강은 완전한 건강이에요. 그건 몸뿐만 아니라 영혼도 건강한 상태지요. 영혼이 건강한 것이 무엇인지 아십니까? 그것은 자기 자신이 누구인지 명확히 알고 있는 상태입니다. 자기의 이름이나 직위를 안다는 뜻이 아니라 자기라는 존재의 본질적 실체가 무엇인지 안다는 뜻입니다. 그래서 자신이 누구인지, 무엇을 위해, 무엇을 하며 살아야 하는지 알아야 합니다. 그것을 알고 있다면 마음이 평화롭습니다. 그 평화로운 상태가 바로 영혼의 건강입니다. 우리가 겪는 모든 내면적인 불안은 그것을 모르는 데서 오는 것입니다."

나는 아주 평범한 한 사람의 신념이 세상을 바꿀 수 있다고 믿는다.

특별한 사람이 특별한 것으로 이 사회를, 이 세상을 바꾸는 것이 아니다. 한 사람의 각성이 옆 사람을 깨우고 다시 가정과 직장, 사회를 바꾼다. 더 나아가 지구의 문화를 바꿔놓는다. 물방울이 처음 떨어질 때는 한 방울이지만 시간이 흐르면서 시내와 강을 이루고 마침내 거대한 바다를 이루듯 나는 내 삶을 통해 그런 기적의 현장을 보여주고 싶다.

생각해보라. 어느 날 한 평범한 남자가 깨달음을 얻었다. 그렇다고 해서 세상이 갑자기 바뀔 수 있겠는가. 세상 일도 세상 일이지만 내게는 가족의 생계를 책임져야 하는 가장으로서의 의무도 고스란히 남아 있었다. 내가 깨달았다고 해서 당장의 끼니 문제가 해결되는 것도, 나와 함께 일할 사람들이 구름처럼 몰려오는 것도 아니었다.

깨달음에 대한 환상이 있는 사람들은 깨닫는 순간 모든 것이 다 해결되는 줄 안다. 하지만 깨달은 사람도 밥을 먹으려면 돈을 벌어야 하고, 차를 몰려면 공부를 해서 운전면허증을 따야 한다. 깨달았다고 해서 특별한 삶이 보장되는 게 아니다. 그저 일상을 정직하고, 성실하고, 책임감 있게 사는 것 외에는 달리 뾰족한 방법이 없는 것이다.

세상의 눈으로 볼 때 나는 보통 사람보다 더 부족한 사람에 속했다. 그것은 학창 시절 성적표가 말해준다. '가능성이 없는 학생'이 대학교 총장이 되고 세계 평화운동가가 될 수 있었던 것은 뇌의 각성 체험이 있었기에 가능한 일이었다. 그래서 나는 뇌가 있는 사람이면 누구나 깨달을 수 있다고 말한다. 깨달음은 특별한 것이 아니기 때문이다. 누구나 훈련만 하면 좋은 뇌를 만들 수 있고 자신이 원하는 인생을 창조하며 살 수 있다. 그런 점에서 내 삶은 평범한 사람들에게 좋은 모델이 될 수 있다고 생각한다.

나는 평생 동안 연구해온 많은 수련법과 프로그램들을 '뇌교육 BEST5(Brain Education System Training 5)'로 묶어 뇌교육을 통한 자아완성과 지구사랑 운동을 펼쳐나가고 있다. '뇌교육 BEST5'는 개인적인 차원에서는 뇌의 주인이 되는 교육프로그램이요, 철학적으로는 깨달음으로 가는 지침서요, 전체적으로는 인류 평화를 실현하기 위한 방법서이다. 그동안 많은 성현들이 진리를 설파하고 갔지만 깨달음으로 가는 구체적인 방법으로 '뇌'를 알려주는 것은 '뇌교육 BEST5'가 처음이다. 이 방법은 자기의 본성과 만나는 가장 직접적이고 과학적인 방법으로 전파 속도가 무척 빠르다.

내가 개발한 모든 수련 프로그램은 자기 내면의 본성과 만남으로써 건강(Health), 행복(Smile), 평화(Peace)를 체험하도록 되어 있다. 건강, 행복, 평화의 머리 글자인 HSP는 1980년 모악산에서 깨달음의 순간에 영상을 통해 본 행복한 지구인의 모습을 묘사한 것인데, 이것은 일지 HSP미소라는 그림으로 형상화해서 다양한 용도로 사용하고 있다. '뇌교육 BEST5' 수련을 한 사람들은 자신은 물론 주변에 건강, 행복, 평화 즉 HSP 현상을 일으키는 사람이다.

전 세계 1억 명에게 깨달음의 법을 전하고, 깨달음이 실현된 세상을 만들기 위해서 나는 지금도 내가 누구인지 끊임없이 질문을 한다. 내가 누구인지 알고 싶어서가 아니라 '어떻게 하면 잘 살 수 있을까, 어떻게 하면 내가 이루고자 하는 꿈과 비전을 이룰 수 있을까' 하는 마음으로 나는 늘 나의 뇌에게 묻는다.

'나는 누구이고, 나는 어디로 가고 있는가?'

가만히 뇌에 집중하고 관찰하다 보면 수많은 메시지와 환경이 부딪혀오는 것을 느낄 수 있다. 우리는 모두 한 점에서 출발했으며 이 한 점은 전체와 연결되어 있다. 나는 한 개인이지만 내 속에는 수많은 조상의 유전자가 다 들어와 있다. 이 민족과 인류의 문화가 모두 내 세포 속에 기록되어 있는 것이다. 따라서 내가 한 생각이나 행동이 나로 시작해서 나로 끝났다고 할 수는 없다. 엄밀히 말하면 나는 다만 이러한 환경에 민감하게 영향을 받고 거기에 반응해왔을 뿐이다. 누구나 내가 한 것처럼 자기 목소리에 귀를 기울인다면, 내가 한 것처럼 희망과 믿음을 키워간다면 이 세상에서 못 이룰 일은 없다고 생각한다.

이상이 아무리 크고 원대해도 시작은 한 걸음부터다. 한 걸음 한 걸음을 정직하고 성실하며 책임감 있게 내딛다 보면 어느 순간 자신의 꿈에 도달해 있을 것이다. 나는 문제가 생길 때마다 항상 나의 뇌에게 묻고 답을 구했다. 당신도 꿈을 이루고 싶다면 당신의 뇌에 집중할 필요가 있다. 나는 뇌를 연구하면서 다음 세 가지의 보스법칙(BOS : Brain Operating System - 두뇌 운영 법칙)을 발견했다. 보스법칙은 당신이 뇌를 잘 쓰는 데 많은 도움이 될 것이다.

○ 보스 법칙 1 선택하면 이루어진다

'건강과 행복과 평화는 스스로 선택할 수 있다'
이 메시지를 진실로 알게 되면 당신은 스스로를 가두는 수많은 관념과 습관에서 벗어날 수 있다. 더 이상 부정적인 방식으로 마음을 한계 짓지 않고 긍정적인 측면을 선택하면서 삶을 더욱더 윤택하게 만들 수 있는 것이다.

가만히 생각해보면 많은 사람들이 입으로는 행복을 외치지만 실제로는 불행해지는 선택을 더 많이 하면서 살고 있다. 행복을 원하는데 왜 행복을 선택하지 않는가. 선택은 행동을 포함하는 말이다. 행동으로 나타나지 않는 선택은 선택이 아니다.

당신이 진실로 행복을 원한다면 행복을 선택하라. 선택은 머리에서 원하는 것이 가슴 깊이 내려올 때 이루어지며, '몸·마음·영혼'이라는 삼자의 동의를 얻을 때 완전해진다. 뇌의 입장에서 보면 선택은 사고의 영역인 대뇌피질과 감정의 영역인 대뇌변연계, 그리고 태초의 생명 정보가 담긴 뇌간까지 내려올 때 확고부동한 현실이 된다.

사람과 일에 지칠 때 '선택하면 이루어진다'는 이 평범한 진리를 기억하라. 당신이 호흡하고 있는 숨을 자각하고, 당신이 걷고 있는 걸음걸이를 자각하고, 그 흐름을 다시 긍정적인 방향으로 바꿔놓을 수 있다면 그것이 바로 '깨달음'이다.

● 보스 법칙 2 굿 뉴스Good News가 굿 브레인Good Brain을 만든다

'뇌는 울면서 동시에 웃을 수가 없다. 오직 한 가지만 할 수 있다' 뇌회로는 두 가지 방향으로 움직인다. 좋은 쪽과 나쁜 쪽이다. 어느 방향으로 움직이게 하느냐, 이것은 당신의 선택이다. '좋다, 나쁘다'는 '뇌가 어떤 호르몬을 분비하느냐'로 결정이 된다. 굿 뉴스는 좋은 생각과 좋은 말로 이루어진다. 좋은 생각과 좋은 말로 자신의 뇌를 정화하고, 타인의 뇌를 치유할 때 굿 브레인이 된다. 100% 긍정적인 생각과 믿음을 통해서 당신이 원하는 것을 창조하라. 굿 브레인은 위기도 기회로 민드는 뇌나. 나쁜 뉴스도 생산적이고 창조적인 방향으로 바꾸어놓는다.

실제 우리 뇌는 일어난 사실을 입력하는 것이 아니라 그것을 어떻게 바라보는지에 대한 당신의 마음을 입력한다. 그래서 객관적인 사실보다 주관적인 해석이 문제다. 똑같은 정보도 해석하기에 따라 좋은 뉴스가 되기도 하고, 나쁜 뉴스가 되기도 한다.

'플라시보 효과'라는 말이 있다. 우리말로 하면 '가짜 약의 효과'다. 약사가 환자에게 증상과는 관계없는 약을 지어주고, '이 약을 먹으면 반드시 병이 나을 것'이라는 확신을 심어주었더니 실제로 환자의 병이 감쪽같이 나았다는 것이다. 환자에게는 '진짜 약이냐 가짜 약이냐'보다 약을 줄 때 의사가 '뇌에 어떤 신념을 심어주느냐'가 더 중요하다. 그렇다면 당신은 날마다 당신의 뇌에 어떤 약을 주고 있는가? 그 약이 당신의 뇌를 만든다.

굿 뉴스는 당신 자신의 뇌만 굿 브레인으로 만드는 것이 아니라 이웃과 사회를 밝게 만든다.

○ 보스 법칙 3 정신 차려라

우리 속담에 '호랑이에게 물려가도 정신만 차리면 된다'는 말이 있다. 그런 절박한 상황에서 정신을 차릴 수 있는 비결이 무엇이겠는가. 바로 삶의 목표이다. 이것이 없으면 주위의 환경에 쉽게 빠지게 된다. 감정에 빠지고 욕망에 빠진다.

요즘은 자기 정신으로 사는 사람이 드물다. 외부에서 주입된 남의 정신에 휘둘리는 사람이 많다. 아이, 어른 할 것 없이 각종 영상매체와 게임기, 오락물에 눈과 귀를 빼앗긴 채 정신을 잃고 있다. 바깥으로 빼앗긴 정신과 에너지를 되찾아오기 위해서는 몸에 집중하는 습관을 들여야 한다. 먼저 걸음걸이부터 장생보법으로 바꿔보라. 몸에 집중함으로써 세상살이가 강요하는 조급한 마음에 브레이크를 걸 수 있다.

조용히 걸음에 집중하면서 마음의 평화와 여유를 찾고, 게을러지지 않도록 스스로 마음을 다져보라. 들고 나는 숨소리, 가벼운 진동, 열기 등 몸의 느낌에 온전히 집중할 때 뇌파를 가라앉힐 수 있다. 뇌파가 알파파로 안정이 되면 마음이 차분해지고 집중력이 높아지면서 감각도 맑게 깨어난다. 이것이 습관이 되면 바쁜 일상에서도 정신을 차릴 수 있다.

장생보법도 단순히 '하겠다'는 의지만으로는 한두 번은 하겠지만 습관이 되지 않는다. 뇌는 동기가 부여될 때 확실히 움직인다. '장생보법을 왜 하는가' 하는 목표부터 뇌에게 알려라. 매 순간 정신을 차리기 위해서 진짜 필요한 것은 삶의 목표와 꿈이다. 꿈을 실현하기 위한 수단으로서 몸을 단련할 때 지치지 않고 꾸준히 실천할 수 있는 것이다.

나는 보스법칙을 통해 뇌를 잘 쓸 수 있었다. 무엇이든 포기하지 않으면 이루어진다. 꿈을 이루기 위해서는 끊임없이 계획(Plan)하고,

행동(Do)하고, 체크(Check)하고, 다시 실현 가능한 쪽으로 행동(Action)을 수정해나가야 한다. 돌아보면 내가 여기까지 온 것도 그런 PDCA의 과정이 있었기에 가능한 일이었다. 이제 나의 꿈을 이룰 만한 기반은 조성했다. 우리의 홍익정신으로 전 세계를 아우르는 1억의 지구인을 양성할 수 있는 초석을 다진 것이다.

미국에서도 유럽에서도 일본에서도 홍익정신의 위대함에 찬사를 보내고 있다. 미국에서는 해마다 천 명씩 깨달음의 문화운동에 동참하는 활동가들이 배출되어 지역사회를 치유하고 있다. 이들을 힐러Healer라고 부른다. 얼마 전 미국 뉴멕시코주에서는 힐러들의 활동으로 주민들의 건강 증진과 학생들의 생활 태도 개선에 크게 기여한 공로를 인정받아 뉴멕시코주에서 나를 친선대사로 임명했다. 그리고 산타페이시에서는 나의 호를 따서 '일지 리 데이Ilchi Lee Day'를 제정하였다.

미국에서 '일지 리 데이'가 제정된 것은 2001년 10월 미국 조지아주 애틀란타시, 2004년 9월 미국 매사추세츠주 캠브리지시에 이어 이번이 세 번째이다. 이것은 단학과 뇌호흡, 단무도와 같은 우리의 수련법이 미국 시민들의 건강과 복지에 크게 기여하고 있음을 반영한 것이다. 미주 전역에서 전개되고 있는 힐링 소사이어티 운동은 앞으로도 계속될 것이다.

　우리나라는 자원이 부족하고 땅은 좁지만 우수한 두뇌가 있기 때문에 앞으로 두뇌의 힘을 육성하는 데 더 많은 노력을 기울여야 한다. 나는 '뇌교육'으로 전 세계인의 뇌를 건강하고 행복하고 평화롭게 만드는 데 평생을 바칠 것이다. '뇌교육'은 한국의 홍익정신에 철학적 기반을 둔 한국산 '인재 개발 프로그램'으로 이미 전 세계에 수출되어 각광을 받고 있다. 이미 미국은 100여 개 학교에 뇌교육이 도입되었고, 올해 안에 1천 개 학교에 도입될 전망이다. 미국 이외에 올해 1백 개국에 국제 뇌교육 지부가 만들어질 것이다.

1980년 안양의 작은 공원에서 시작한 홍익운동이 하나의 정신운동으로, 건강운동으로, 이제는 HSP생활문화운동으로 발전해가고 있다. 이러한 운동은 한국은 물론 미국, 캐나다, 일본, 영국 등 전 세계적으로 확산되고 있다.

　지금까지 내가 벌여온 일들을 돌아보면 나도 깜짝깜짝 놀랄 때가 있다. 내가 그리는 꿈에 비하면 아직 갈 길이 멀었지만 이만큼 온 것도 결코 쉬운 일은 아니었다. 여기까지 오는 동안 나와 같은 꿈을 그리며 함께 노력해준 이들이 없었다면 아마 불가능했을 것이다. 나는 그 분들께 항상 깊은 고마움을 느끼고 있다. 이 지면을 빌어 진심으로 감사의 마음을 전한다.

　나는 꿈을 위하여 오늘도 걷는다. 이 생명이 다하는 날까지 나는 이 길을 걸어갈 것이다. 가는 길에 어떤 장애와 어려움이 닥치더라도 나는 결코 이 꿈을 포기하지 않을 것이다. 이 길이 나와 민족과 인류를 살리는 길임을 알기 때문이다. 이 꿈이 있는 한 나는 늘 젊다.

　이제 나는 손을 내밀고자 한다. 자, 당신도 나와 함께 이 길을 걸어가지 않겠는가?

장생보법을 배울 수 있는 곳 – HSP생활문화센터

전국민의 건강을 위해 매주 토, 일요일 전국 단월드 센터를 교육장으로 하여 장생보법 강좌를 무료로 개최하고 있습니다.

서울 (02)
강남 592-7720   경복궁 738-6290   공덕 715-7720   공릉 974-4073   과천 502-5926   관악 877-8672
광교 730-1785   광명 2688-9940   구의 2201-5762   군자 497-9855   남목동 2653-0576   대방 3280-7720
대치 563-5868   덕수궁 752-7720   동대문 742-7720   동서울 455-2018   동여의도 783-0548   둔촌 471-7724
마들 931-0321   명동 775-5188   명일 429-2910   반포 591-0966   방배 3472-8314   방학 906-4286
방화 2663-1320   보라매 832-7720   사당 583-9366   삼성 562-8913   삼전 3431-2808   상계 932-6782
서대문 392-5999   서울대 871-8775   서울역 318-4396   서초 598-7707   선릉 3453-7847   성북 926-7770
세도나 549-1172   수유 997-7664   시흥 895-7720   신내 3421-7757   신도림 2632-7758   신림 873-3203
신반포 592-8667   신사 546-7541   신촌 713-1785   아현 312-9824   안국 764-7720   안암 921-2138
약수 2231-4243   양재 3474-7720   양천 2653-4114   역삼 501-9373   연신내 354-4306   연희 324-5240
염창 2648-4131   영등포 2675-0682   오목교 2608-6726   올림픽 449-7115   왕십리 2299-7720   용산 749-6122
응암 386-6821   일원 445-6674   잠실 421-2217   장안 2244-5906   중계 952-3897   창동 903-9321
청담 3445-6578   청량리 963-8096   팔팔 431-7188   포이 529-7720   하안 891-6286   혜화 3672-6482
홍대 322-9280   홍제 3217-0220   화곡 2602-4328   교육원 518-1785

부산 (051)
개금 893-0795   괴정 208-2686   기장 722-8482   남산 514-7720   남천 628-7720   남포동 256-0244
다대포 265-0700   대연 621-4916   동래 552-2892   만덕 334-0321   반여 529-7735   범내골 637-7720
부산대 582-6856   부암 804-3704   사직 505-0896   연산 863-0867   영도 415-6490   용호 021-1445
장산 704-7720   좌동 701-2045   초량 463-2638   충렬 525-9960   하단 293-7709   화명 342-6184
교육원 583-2720

대구 (053)
경산 811-0016   광장 552-7720   구암 324-8016   동부 959-7720   방촌 983-6450   범물 783-2845
범어동 751-5247   봉덕 474-8014   상인 642-7720   성당 651-8640   성서 584-7720   수성 756-7720
시지 792-8322   신세계 357-0247   월배 637-7720   칠곡 314-7720   하양 854-4146   교육원 742-1633

인천 (032)
계양 554-7720   남동 466-7720   부천 667-7720   부평 512-8947   상동 325-7720   송내 326-2032
송도 833-5117   연수 812-1980   예술 424-7720   주안 432-7721   교육원 426-7720

대전 (042)
관저 543-7741   노은 477-8967   둔산 484-8572   엑스포 864-3006   월평 484-2092   으능정 256-7723
중리 623-7720   타임월드 482-1785   태평동 535-6393   한빛 863-8000   교육원 822-1785

광주 (062)
광주 223-7720   금호 654-7785   두암 269-6631   봉선 673-8803   서부 366-7720   월곡 956-7720
첨단 971-8147   교육원 251-7773

울산 (052)
대현 265-7721   무거 224-4074   북구 286-1785   삼산 260-6746   선경 243-1259   울산 260-7720
중구 292-1785   현대 233-7720

경기 (031)
강촌 906-0022   고잔 401-7741   구리 557-8107   귀인 387-6233   금오 852-0386   김포 982-8045
남문 224-1201   남양주 511-0037   동수원 239-4930   미금 717-2564   서현 705-8351   산본 397-2530
상록수 409-0252   상현 272-7412   성남 745-6458   송탄 664-0314   수내 714-6708   수원 255-5200
수지 262-1772   시화 432-6220   신갈 275-7720   안산 413-0522   안성 671-7770   안양 385-5211
야탑 708-6653   영통 205-7720   오산 374-0476   용인 336-6314   의정부 877-7490   은행 404-7720

이천 637-7720	일산 916-6258	정자동 268-7723	죽전 897-1785	중산 976-0142	중앙 468-4208
탄현 923-7725	파주 945-6620	팔달 214-2575	평촌 385-0016	평택 657-4983	하남 795-7130
행신 973-4656	화정 973-2234	후곡 916-0549	교육원 226-7720		

강원 (033) 강릉 642-6395 동해 535-7721 석사 261-1123 속초 635-4820 원주 766-7720 춘천 251-9156

충북 (043) 가경 233-8396 분평 287-7720 서청주 275-7720 영동 745-7720 용암 294-4507 율량 211-7202
제천 645-7720 충주 848-7573

충남 (041) 공주 853-2444 보령 935-2098 서산 665-4361 쌍용 574-2231 아산 543-7081 예산 335-5001
천안 555-5317 홍성 634-6575

경북 (054) 경주 771-1625 구미 457-7720 김천 436-7720 대이 277-7922 두호 247-8819 문경 555-0121
상주 536-1785 안동 841-4235 영주 632-9833 영천 331-4571 원평 457-7781 인동 473-4462
포항 275-3090

경남 (055) 거제 633-4856 내외 327-7335 대방동 266-7736 덕계 367-1785 마산 292-5320 명곡 238-6673
밀양 353-7720 서진주 745-8624 신마산 222-8733 양산 381-0371 옥포 687-7745 장유 312-7720
진주 763-7720 진해 546-2544 창원 262-2934 통영 648-1785

전북 (063) 군산 465-7720 김제 542-8406 남원 632-6890 덕진 274-1172 서신 252-7720 익산 835-0402
인후 242-2530 정읍 532-5858 평화 223-7781 효자 226-6366

전남 (061) 동광양 791-2160 목포 284-2720 순천 745-7720 여수 651-3483 여천 691-5205

제주 (064) 서귀포 762-4468 신제주 746-4388 일도 757-6281 제주 752-0623 한림 796-1114

- 단월드(전국 안내 전화 1577-1785) www.dahnworld.com

- 뇌호흡 교육(대표 전화 1577-8800) www.brainedu.com
  두뇌개발 전문교육기업인 뇌호흡교육에서 어린이, 청소년, 학부모를 위한 장생보법을
  체험할 수 있습니다.

- 장생클럽 cafe.daum.net/livelong88
  건강하고 행복하게 꿈을 이루며 사는 사람들을 위한 커뮤니티인 장생클럽에서는
  장생보법 노하우 및 특강 등 다양한 정보를 만날 수 있습니다.

걸음아 날 살려라

초판 1쇄 발행 2007년 5월 5일
초판 23쇄 발행 2007년 11월 5일

지은이 · 이승헌
펴낸이 · 심정숙
펴낸곳 · (주)한문화멀티미디어
등 록 · 1990. 11. 28. 제21-209호
주 소 · 서울시 강남구 논현2동 277-20 삼우빌딩 6층 (135-833)
전 화 · 영업부 2016-3500 편집부 2016-3533 팩스 2016-3541
http://www.hanmunhwa.com

편집 · 이미향 방은진 김은하 강정화 곽문주
디자인 · 이정희 이은경 이부영 인수정
마케팅 · 이연경 강유정 박진양 조은희
영업 · 이광우 윤정호 한예훈
물류 · 문영식 류동한
출력 · 화이트출력
인쇄 · 대흥프린코

만든 사람들
책임편집 · 이미향 | 교정 · 최연실 | 디자인 · 이정희 이은경 | 그림 · 이부영

ⓒ이승헌, 2007, Printed in Seoul, Korea

HSP, 뇌호흡은 등록된 상표입니다.

값 9,800원
ISBN 978-89-5699-054-5 03510

잘못된 책은 본사나 서점에서 바꾸어 드립니다.
저자와의 협의에 따라 인지를 생략합니다.
본사의 허락 없이 임의로 내용의 일부를 인용하거나 전재, 복사하는 행위를 금합니다.